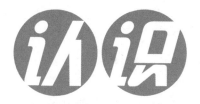

RENSHI SHISHENJING
JISUIYAN PUXI JIBING

视神经脊髓炎谱系疾病

主 编　邱 伟

副主编　王玉鸽　樊 萍

U0386067

中山大學出版社
SUN YAT-SEN UNIVERSITY PRESS
·广州·

图书在版编目（CIP）数据

认识视神经脊髓炎谱系疾病/邱伟主编 . —广州：中山大学出版社，2021.1

ISBN 978 – 7 – 306 – 07097 – 5

Ⅰ. ①视…　Ⅱ. ①邱…　Ⅲ. ①视神经炎—脊髓炎—诊疗　Ⅳ. ①R744. 5

中国版本图书馆 CIP 数据核字（2021）第 009472 号

出 版 人：王天琪
策划编辑：鲁佳慧
责任编辑：谢贞静
封面设计：林绵华
责任校对：梁嘉璐
责任技编：何雅涛
出版发行：中山大学出版社
电　　话：编辑部 020 – 84110283，84111996，84111997，84113349
　　　　　发行部 020 – 84111998，84111981，84111160
地　　址：广州市新港西路 135 号
邮　　编：510275　传　　真：020 – 84036565
网　　址：http：//www. zsup. com. cn　E-mail：zdcbs@ mail. sysu. edu. cn
印 刷 者：广州市友盛彩印有限公司
规　　格：787mm×1092mm　1/16　7.75 印张　150 千字
版次印次：2021 年 1 月第 1 版　2021 年 1 月第 1 次印刷
定　　价：38. 00 元

序

　　视神经脊髓炎谱系疾病（NMOSD）是一种高复发及高致残性的中枢神经系统自身免疫性疾病，2018 年被列入国家首批 121 种罕见病目录。受发病率低、临床关注度较低及研究起步较晚的影响，各级医疗机构对 NMOSD 的认识及诊治能力参差不齐，较大程度限制了疾病的诊断、治疗及管理，出现临床识别度不足、确诊时间延长、治疗及管理缺乏规范等诸多问题。

　　本书由中山大学附属第三医院神经病学科邱伟教授牵头编写，以专业指南为基础，结合国内外研究进展及热点，融入临床诊疗及管理经验，以疾病诊疗为基线，分九个章节介绍了 NMOSD 的流行病学、发病机制、临床表现、辅助检查、诊断、治疗及护理等内容，并附临床精彩案例解析。本书内容充实、层次清晰、实用性强，是全方位认识 NMOSD 的佳作。衷心感谢此书的编者们，在繁重的临床工作之余，不辞辛苦、积极总结、汇编成书，为广大同行呈现了这样一本有益之作。

　　目前，我们对 NMOSD 的认识仍处于早期阶段，随着基础及临床研究的迅速进展，对 NMOSD 的理解将会日渐益新。愿与广大医疗同仁共同努力，为 NMOSD 患者的诊疗及康复做出更多的贡献。

胡学强
2020 年 12 月

目　　录

概　　述

　　视神经脊髓炎（neuromyelitis optica，NMO），是一种免疫介导的以视神经和脊髓受累为主的中枢神经系统（central nerver system，CNS）炎性疾病。NMO 的病因主要与水通道蛋白 4 抗体（AQP4-IgG）相关，是不同于多发性硬化（multiple sclerosis，MS）的独立疾病实体。NMO 临床上多以严重的视神经炎（optic neuritis，ON）和纵向延伸的长节段横贯性脊髓炎（longitudinally extensive transverse myelitis，LETM）为特征表现，常于青壮年起病，女性居多，复发及致残比率高。

　　传统概念的 NMO 被认为病变仅局限于视神经和脊髓。随着深入研究发现，NMO 的临床特征更为广泛，包括一些非视神经和脊髓受累表现。这些病变多分布于室管膜周围 AQP4 高表达区域，如延髓最后区、丘脑、下丘脑、第三和第四脑室周围、脑室旁、胼胝体、大脑半球白质等。AQP4-IgG 的高度特异性进一步扩展了对 NMO 及其相关疾病的研究。临床上有一组尚不能满足 NMO 诊断标准的局限形式的脱髓鞘疾病，可伴随或不伴随 AQP4-IgG 阳性，包括单发或复发性 ON（ON/r-ON）、单发或复发性 LETM（LETM/r-LETM）、伴随有风湿免疫疾病或是风湿免疫相关自身免疫抗体阳性的 ON 或 LETM 等，它们具有与 NMO 相似的发病机制及临床特征，部分病例最终演变为 NMO。2007 年，Wingerchuk 把上述疾病统一命名为视神经脊髓炎谱系疾病（neuromyelitis optica spectrum disorders，NMOSD）。

　　在随后的观察研究中发现：①NMO 和 NMOSD 患者在生物学特性上并没有显著性差异；②部分 NMO 最终转变为 NMOSD；③AQP4-IgG 阴性 NMOSD 患者还存在一定的异质性，但目前的免疫治疗策略与 AQP4-IgG 阳性的 NMOSD 是相似或相同的。鉴于上述原因，2015 年，国际 NMOSD 诊断小组（IPND）制定了新的 NMOSD 诊断标准，取消了 NMO 的单独定义，将 NMO 整合入 NMOSD 的大范畴中。自此，NMO 与 NMOSD 被统一命名为 NMOSD，它是一组主要由体液免疫参与的抗原—抗体介导的 CNS 炎性疾病谱。鉴于 AQP4-IgG 具有高度的特异性和较高的敏感性，进一步对 NMOSD 进行分层诊断，分为 AQP4-IgG 阳性组和 AQP4-IgG 阴性组，并分别制定了相应的诊断细则。

虽然尚无大规模相关人群研究，但学者们通过与 MS 对比，估计 NMOSD 的患病率约为十万分之一。一项意大利回顾性横断面研究中，NMOSD 患病率为 1.5%，MS 与 NMOSD 的比例为 42：7。日本人群中的 NMOSD 占 MS 病例的 30%～40%，非洲裔美国人群的为 16.8%，非洲裔巴西人的为 15%。在患 NMOSD 的人群中，以女性多见，女性与男性的比例为 9：1。

NMOSD 发病年龄多在 30 岁以后，也有少数儿童及老年人患 NMOSD 的报道。总体来讲，NMOSD 没有家族遗传倾向。然而，可能存在遗传易感性，因为 NMOSD 家族成员的发病率高于普通人群。

日本有研究发现，NMOSD 与人类白细胞相关抗原（human leukocyte artigen，HLA）DPB1＊0501 等位基因相关。最近有报道，DPB1＊0501 与中国南方地区汉族人民患 NMOSD 相关，而欧美人群患 NMOSD 与 HLA DRB1＊031 等位基因相关。

第一章　发病机制

一、NMOSD 病灶病理

NMOSD 病灶病理的最初描述来自 Lucchinetti 等报道的尸检病例，表现为贯穿脊髓数个节段广泛性脱髓鞘，伴有空洞、坏死及急性轴索病变（球体），灰、白质均可受累。病灶内少突胶质细胞显著减少。活动性病灶内以广泛巨噬细胞浸润为特点，伴随血管周围有大量粒细胞、嗜酸性粒细胞及少量 T 细胞。在血管纤维化相关的活动性病灶，以及玻璃样变的活动和非活动病灶内，血管周围有明显的免疫球蛋白（主要为 IgM）及补体 c9neo 抗原沉积。这些发现支持体液免疫在 NMOSD 发病机制中的作用。

二、NMO-IgG 的发现

2004 年，Lennon 等在 NMOSD 患者血清中发现一种特异性抗体，其可以与鼠脑组织发生免疫反应。这种血清抗体被命名为 NMO-IgG，存在于中枢神经系统微血管、软脑膜、软脑膜下和 Virchow-Robin 间隙，并与层粘连蛋白的分布位置部分相同。这种基于组织的间接免疫荧光试验（indirect im-munofluorescence assay，IIFA）对 NMOSD 诊断有高敏感度（73%）和特异度（91%）。NMO-IgG 可在一半 NMOSD 高危人群如特发性孤立复发 ON 或 LEM 中检测到。他们进一步的研究发现，AQP4 是 NMO-IgG 的靶抗原，NMO-IgG 可选择性地结合 AQP4 转染的人胚胎肾 – 293（HEK）细胞。

三、NMO 抗水通道蛋白 4 抗体再认识

NMO-IgG 的发现不仅有助于脱髓鞘疾病的诊断和治疗，也使 NMOSD 的探索更向前进一步。在我国，NMOSD 较 MS 常见，国内开展 NMO-IgG 检测的单位逐渐增多，但不少神经科医生对 NMO-IgG 仍然存在一些疑问。

1. NMO-IgG 在 NMOSD 发病中的可能作用机制

目前的观点认为，NMO-IgG 与星形胶质细胞（astrocyte，AS）细胞突触表面 AQP4 蛋白结合后，激活补体，导致血脑屏障破坏、AS 细胞损伤及继发脱髓鞘病变。AQP4 存在 M1 和 M23 两种异构体，M23 可以形成正交排列结构（orthogonal arrays of particles，OAP），而 M1 阻碍 OAP 形成。新近研究发现，AQP4 形成 OAP 结构是 NMO-IgG 起作用的先决条件，在 NMOSD 的发病机制中起关键作用。AQP4-IgG 针对的 AQP4 抗原表位尚有争议，有人认为是 AQP4-M1 和 M23 两种异构体，也有人认为是 M23，此外，也有报道 AQP4 胞外段肽段是靶抗原。但可以肯定的是，抗原表位不在 AQP4 蛋白本身，而在于 AQP4 形成的 OAP 结构。

病理及临床研究证实，NMOSD 患者 AS 细胞中 AQP4 表达减少。其可能机制包括：①细胞内吞（AQP4 经内吞进入内涵体）；②溶酶体降解；③AS 细胞整体被破坏。Hinson 等通过体外实验发现，NMO-IgG 与 AS 细胞 M1 结合后，M1 发生胞吞现象，并失去对 M23 形成 OAP 结构的抑制，M23 成为靶抗原，激活补体反应。然而 Rossi 等得出不同的结论，认为 NMO-IgG 不会诱导 M1 发生胞吞现象，不促进 M23 聚集，且不影响 AQP4 对水的通透性。因此，NMO-IgG 导致 AQP4 破坏的具体机制尚未明确，有待进一步研究。

既然 NMO-IgG 参与 NMOSD 发病，许多专家尝试通过 NMO-IgG 建立 NMOSD 动物模型。Kinoshita 等将 NMOSD 患者血清中的 IgG 被动转移到大鼠体内发现，大鼠病灶中出现与 NMOSD 相似的病理表现。此后，Kinoshita 等再次将 AQP4 抗体（NMO-IgG）注入特异 T 细胞缺陷的 Lewis 大鼠中，发现发病大鼠可出现与 NMOSD 相同的病灶，证明 NMO-IgG 可以通过非特异性免疫（如补体系统）诱发 NMOSD。

2. NMOSD 患者血清 NMO-IgG 检测的敏感度与特异度

NMOSD 患者血清 NMO-IgG 检测的敏感度与特异度是临床医生最为关心的问题。受检测方法、对照人群选择（如 MS 人群、其他疾病人群、健康人群）、病例数及人种差异等多种因素影响，国内外不同研究得到的NMO-IgG 阳性率和阴性率不同。最初 Lennon 等报道，通过小鼠小脑进行间接免疫荧光法检测，敏感度为58%～76%，特异度为85%～99%。之后，不同学者报道了基于细胞的间接免疫荧光法、放射免疫沉淀分析法、荧光免疫沉淀分析法和酶联免疫吸附分析等不同 NMO-IgG 检测方法，但目前仍以 CBA 法敏感度最高。如果选择 MS 人群作为对照，NMO-IgG 特异度为 99%；如果选择其他疾病或健康人群为对照，NMO-IgG 特异度为 100%。国内学者的相关研究表明，我国 NMOSD 患者血清 NMO-IgG 阳性率为 90%（CBA 法）。

除了经典 NMOSD，在 50% 脊髓炎［单次发作或复发性纵向性横贯性脊髓炎（MRI 脊髓病灶 >3 个节段）］、25% 视神经炎（复发性或双侧同时发生）、视神经脊髓型 MS（OSMS）、伴有系统性自身免疫性疾病的视神经炎或脊髓炎，以及 NMOSD 特征性脑部病灶（下丘脑、胼胝体、脑室旁或脑干）的患者血清中均存在 NMO-IgG，而在传统 MS 患者中基本检测不到该抗体。因此，近年来视神经脊髓炎谱系疾病（NMOSD）被定义为上述血清 NMO-IgG 阳性，但又不完全符合 NMOSD 诊断标准的一类疾病。

3. 血清 NMO-IgG 在 NMOSD 病程监测中的作用

NMO-IgG 可以预测孤立长节段脊髓炎或复发性视神经炎的复发，NMO-IgG抗体阳性及滴度升高与急性发作存在相关性，但连续监测 NMO-IgG 抗体对病程观察及疗效判断是否有临床价值尚未明确。NMOSD 患者血清 NMO-IgG 抗体滴度可以反映疾病活动。有多项研究报道，NMOSD 患者血清抗体滴度在急性复发期显著高于缓解期，复发前期滴度已经开始升高，抗体滴度与疾病活动呈显著相关。此外，有研究发现，NMO-IgG 抗体滴度增高与视力全盲及脊髓长节段病灶相关。NMO-IgG 阳性的 NMOSD 患者视力预后明显差于阴性者，且复发率增加。然而，由于 NMO-IgG 抗体滴度在不同患者，甚至同一患者不同病程中都显著不同，而且 NMO-IgG 抗体滴度增高的患者也未必一定复发，因此，目前没有统一的"NMO-IgG 抗体滴度阈值"。

4. 脑脊液 NMO-IgG 检测的意义

Klawiter 等首次报道了 3 例血清 NMO-IgG 检测阴性，而脑脊液中 NMO-IgG 检测阳性的 NMOSD 患者。之后，国内 Long 等报道 24 例血清阴性患者中 15 例（54%）脑脊液阳性。但这 2 篇报道存在患者血清过度稀释（1：128 稀释）、检测方法（特异度仅 88%）等诸多疑问，因此，结果还有待于更多病例进行验证。脑脊液 NMO-IgG 检测受到脑脊液中离子浓度高、蛋白水平低等多种因素影响，抗原抗体反应低而出现假阴性，尚无检测方法适用于脑脊液中 NMO-IgG 检测，因此，不推荐常规进行脑脊液中 NMO-IgG 检测。

5. 治疗对 NMO-IgG 的影响

研究表明，免疫抑制剂，如大剂量激素治疗，会影响 NMO-IgG 抗体产生。使用 B 细胞清除剂 rituximab 后，患者 $CD19^+$ B 细胞数目明显下降，NMO-IgG 滴度降低。然而，由于外周血浆细胞不受治疗影响，血清中仍能够检测到 NMO-IgG 抗体。血浆置换也会降低 NMO-IgG 水平，但仍在检测范围内。因此，为避免治疗造成的假阴性结果，推荐在 NMOSD 急性发作期，或未经免疫治疗时，进行血清 NMO-IgG 检测。

6. 血清 NMO-IgG 阴性患者

排除因检测方法、检测时间点及药物治疗等造成的假阴性结果后，仍有 10%～20% 的 NMOSD 患者在血清中检测不到 NMO-IgG 抗体。这部分 NMO-IgG 阴性的患者可能与 NMO-IgG 阳性患者存在不同的发病机制，或者由其他抗体如 MOG-IgG 介导。因此，在临床诊断方面，NMO-IgG 阳性意义大于阴性意义，NMO-IgG 阴性患者不能完全排除 NMOSD 诊断。

总之，目前可以肯定 NMO-IgG 抗体对 NMOSD、MS 等脱髓鞘疾病的临床诊治、治疗、发病机制研究等有重要意义。但是，NMO-IgG 抗体如何产生及作用，以及在 NMOSD 的临床应用方面还有诸多问题有待进一步深入研究。

第二章 临 床 表 现

一、NMOSD 的临床特征

NMOSD 呈单相或复发病程，虽然单相病程同时出现急性横贯性脊髓炎和视神经炎被认为是经典 NMOSD，但是，超过 90% 的患者经历复发病程。视神经炎可以与横贯性脊髓炎发病相隔几个月或几年，倾向于复发，并伴随显著神经功能缺损的积累。复发患者中，55% 的患者在 1 年内再次出现视神经炎或脊髓炎，78% 的在 3 年内复发，90% 的在 5 年内复发。

复发病程的预测因素有最初两次临床事件之间时间间隔长、发病年龄大、女性及首次脊髓炎事件的运动障碍较轻。其他自身免疫疾病病史、起初 2 年复发频率高和首次脊髓炎事件后运动功能恢复良好与复发型 NMOSD 的死亡率相关。复发型 NMOSD 视敏度、运动能力、感觉功能受损较单相型差。临床观察发现，NMOSD 是严重致残疾病，单次视神经炎和脊髓炎均比 MS 严重，恢复不完全。感觉减退、Lhermitte 征相关的根性痛很常见，在复发型 NMOSD 急性脊髓炎事件中高达 35%。急性颈段脊髓炎引起的呼吸衰竭也可能与 NMOSD 相关。20 世纪 90 年代末的一项研究显示，33% 的复发患者和 9% 单相型患者出现呼吸衰竭。单相型和复发型患者的 5 年生存率分别为 90% 和 68%。所有复发组患者的死亡病例均死于呼吸衰竭。

以往认为，NMOSD 不累及脑组织，发病初期头颅 MRI 正常是诊断 NMOSD 的主要支持点。NMOSD 并非只局限在脊髓或视神经。以脑干症状为首发表现的 NMOSD 患者并不少见。根据 Kim 的研究，83 例 NMOSD 患者中有 15 例有脑干症状。他们的首发脑部表现根据临床特征分为两类：①类似于急性播散性脑脊髓炎或者可逆性后部脑病综合征的脑病表现；②特征性的脑干症状，如顽固性呃逆和呕吐。大多数 NMOSD 的脑部症状和病灶可以消退。儿童 NMOSD 的临床表现差异很大。患者可出现大脑症状如脑病、失语或癫痫。顽固性呃逆和恶心是复发性 NMOSD 特有的症状，可能与累及高表达 AQP4 的区域有关，如导水管周围、最后区、孤束核的线性延髓或脊髓病灶等。由于这些病灶不同于 MS 病灶，因此，线样征引起的顽固性呃逆、恶心可用来区分 NMOSD 和 MS。

二、NMOSD 的临床表现及分型

（一）NMOSD 的临床分型

NMOSD 在临床上常见如下几种表现形式。

1. 视神经脊髓炎（NMOSD）

传统 NMOSD 被认为病变仅局限于视神经和脊髓。早在 18 世纪，由德维克和他的学生高尔特描述了一组临床上单时相快速进展的严重的视神经和脊髓受累病例并最终将其命名为德维克氏病（Devic disease）。随后的研究发现，80%～90% 的 NMOSD 病例临床表现为多时相复发过程，约 50% 合并有脑内受累表现。

2. 视神经炎（ON/r-ON）

部分病例在疾病的某一阶段或是整个病程中均表现为单一的视神经症状。视神经炎可以为单次或复发病程，每次视神经炎发作可为单眼、相继双眼或同时受累。部分病例在随后病程演变过程中出现其他症状。

3. 急性脊髓炎（TM/LETM/r-LETM）

部分病例在疾病的某一阶段或是整个病程中突出表现为单一的脊髓症状，无视神经受累。临床可以为单次或多次病程，病变长度多超过 3 个椎体节段，且多为横惯性受损。部分早期病例脊髓受累长度可以短于 3 个椎体节段或不完全横贯受累。部分病例在随后病程演变过程中出现其他症状。

4. 延髓最后区综合征

部分病例在疾病的某一阶段或是首次发作中突出表现为顽固性呃逆、恶心、呕吐等与影像对应的延髓最后区受累体征，部分病例可与 LETM 脊髓病变相连续，亦可无任何症状。

5. 其他脑病类型

部分病例在疾病的某一阶段可以单独或合并出现与 NMOSD 脑内特征影像对应的临床症状。

（1）脑干及四脑室周边症状：头晕、复视、共济失调等。

（2）下丘脑症状：发作性睡病、困倦、顽固性低钠血症、体温调节障碍等。

（3）大脑半球白质或胼胝体症状：淡漠、反应迟缓、认知水平下降、头痛等。

（4）可无任何症状。

在临床观察中，以上几种类型可以以不同形式组合；合并或不合并 AQP4-IgG 阳性；合并或不合并风湿相关自身免疫性疾病，如干燥综合征（sjögren syndrome，SS）、系统性红斑狼疮（systemic lupus erthematosus，SLE）、桥本氏病等；合并或不合并风湿自身免疫性相关抗体阳性，如 ANA、SSA、SSB 等。

（二）NMOSD 的临床与 MRI 影像特征

NMOSD 临床常见有 6 组核心症状，其中，视神经炎、急性脊髓炎、延髓最后区综合征最具特异性。6 组临床症状与影像必须同时存在且相互支持对应（ON 的 MRI 特征可以为阴性）。对于缺乏对应的单一临床或影像表现，不能作为诊断支持条件（表 2-1）。

表 2-1 NMOSD 的临床与影像特征

疾病	临床表现	MRI 影像特征
视神经炎	可单眼、双眼同时或相继发病。起病急，进展快。视力多下降明显，甚至失明，也可导致严重视野缺损。部分病例治疗效果不佳，残余视力 <0.1	病变累及节段长，可大于 1/2 视神经长度，易累及视神经后段及视交叉。急性期表现为视神经增粗、强化，部分伴视神经周围炎，视神经鞘强化等。慢性期可以表现为视神经萎缩，形成"双轨征"

疾病	临床表现	MRI 影像特征
急性脊髓炎	多起病急，症状重，急性期多表现为严重的截瘫或四肢瘫，尿便障碍，脊髓损害平面可有根性疼痛或 Lhermitte 征，高颈髓病变严重者可累及呼吸肌导致呼吸衰竭。恢复期较易发生阵发性痛性或非痛性痉挛、长时期瘙痒、顽固性疼痛	脊髓长节段横贯性损害是 NMOSD 最具特征性的影像表现，矢状位病变连续纵向延伸多超过 3 个椎体节段以上，少数病例可纵贯全脊髓，颈髓病变可向上与延髓最后区病变相连。轴位病变多累及中央灰质和部分白质，表现为中央型损害，呈圆形或 H 型，脊髓后索易受累。急性期，脊髓可以出现明显肿胀，呈长 T1 长 T2 表现，增强后部分呈亮斑样或斑片样、线样强化，相应脊膜亦可强化。慢性恢复期，可见脊髓萎缩、空洞，长节段病变可转变为间断、不连续长 T2 信号
延髓最后区综合征	可为单一首发症状。表现为顽固性呃逆，恶心，呕吐，不能用其他原因解释	延髓背侧为主，主要累及最后区域，呈片状或线状长 T2 信号，可与颈髓病变相连
急性脑干综合征	头晕、复视、共济失调等	脑干背侧、四脑室周边
急性间脑综合征	发作性睡病、低钠血症、体温调节异常等	位于丘脑、下丘脑、三脑室周边
大脑综合征	意识水平下降、认知语言等高级皮层功能减退、头痛等	不符合 MS 典型影像特征，部分病变体积较大且融合，呈弥漫云雾状，无边界，通常不强化。 胼胝体病变较为弥漫，纵向大于 1/2 胼胝体长度。 可沿基底节、内囊后支、大脑脚锥体束走行，呈长 T2，高 Flair 信号。 其他方面，亦可见与炎性假瘤、ADEM、可逆脑病综合征类似影像表现等

（三）NMOSD 非典型症状：脑干异常表现

2014 年，一项来自 7 个国家 9 个中心的病例回顾分析，共纳入 258 例 NMOSD 患者，统计脑干异常症状发生率。结果显示：共计 81 例（31.4%）患者合并脑干症状；其中，40 例呕吐（15.5%），27 例呃逆（10.5%），24 例眼动障碍（9.3%），15 例瘙痒（5.8%），听力下降、面瘫与三叉神经痛各 3 例，眩晕或共济失调 2 例。

在这 81 例合并脑干症状的 NMOSD 患者中，44 例以脑干症状首发（54.3%）。尽管 AQP4 阳性患者脑干异常表现发生率略高于抗体阴性患者（32.7% vs 26%），尚不具有统计学差异。该研究还显示，非白种人群发生率要高于白种人（36.6% vs 26%）。因此，作为亚洲人种，尤其需要关注脑干症状，特别是呕吐、呃逆与瘙痒，当出现症状时，往往意味着误诊或延迟诊断。

1. 呃逆、呕吐

出现顽固性恶心、呕吐，呃逆，应警惕视神经脊髓炎发作。桥脑、延髓背侧、近四脑室周围是 NMOSD 的好发部位。这些部位也是"呕吐中枢"。一旦这些部位发生炎症反应，很可能会出现顽固性恶心、呕吐、呃逆、咳嗽，症状难以控制。内科检查，如胃肠镜、腹部 B 超或 CT 均不会有异常发现。此时应查头颅 MRI，以明确是否与 NMOSD 相关。事实上，临床上很多 NMOSD 患者在追溯既往病史时，都曾经有上述症状的发生。呃逆、呕吐可以是 NMOSD 的首发症状甚至是复发时的唯一症状。

2. 瘙痒和疼痛

许多 NMOSD 患者出现严重瘙痒和疼痛症状，导致睡眠障碍、抑郁、焦虑甚至自杀，严重影响患者生活质量。

瘙痒是一种引起机体产生搔抓欲望的不舒服的皮肤感觉。神经性瘙痒，通常表现为强烈瘙痒感，难以抑制地搔刮，从而导致皮肤破损。症状表现为发作性或持续性，每次发作 2～5 分钟，每天发作次数不定，可持续数天、数周甚至数月。通常伴感觉异常、痛觉过敏、麻木或疼痛。自发出现，亦可触碰刺激或运动诱发。神经性瘙痒可为 NMOSD 首发症状，亦可在复发期先于脊髓炎出现。

一项对我国64例NMOSD患者的研究表明，38例（59.4%）患者出现瘙痒症状，搔抓并不能缓解瘙痒，常导致局部皮肤抓痕，有时触及瘙痒部位可引起疼痛。其中有26例瘙痒在急性脊髓炎复发前或同时出现，6例在脊髓炎恢复后出现，瘙痒呈持续性或发作性。大部分患者激素冲击治疗后瘙痒缓解，但2例患者持续存在瘙痒症状。并且瘙痒部位多和脊髓病变部位一致，如颈髓病变多表现面部和颈部瘙痒，少部分瘙痒部位和病变无关如在臀部和下肢出现。故瘙痒是NMOSD常见和比较独特的症状，患者突然出现瘙痒，应注意可能是复发的先兆，应及时就诊。

疼痛也是NMOSD常见症状之一。83%的NMOSD患者可表现疼痛症状，其中，神经病理性疼痛如痛性痉挛最常见，下肢痉挛性疼痛或骨骼肌疼痛相对少见，疼痛程度较重，并且NMOSD患者疼痛不容易控制。

三、NMOSD和其他自身免疫性疾病的关系

NMOSD偶尔与其他自身免疫性疾病共存，包括甲状腺功能低下、干燥综合征（SS）、系统性红斑狼疮（SLE）、恶性贫血、溃疡性结肠炎、原发性硬化性胆管炎、类风湿关节炎、混合结缔组织病、特发性血小板减少性紫癜等。神经和肌肉抗体常与NMOSD及其标记物NMO-IgG同时存在。肌肉乙酰胆碱受体抗体可在13%的NMOSD患者中检测到。也有一些NMOSD合并重症肌无力的病例报道。非器官特异性自身抗体如抗核抗体或抗SSA抗体阳性经常出现在NMOSD患者中。然而，NMO-IgG对NMOSD高度特异，并不会出现在许多其他病因引起的脊髓病变（如病毒性脊髓炎、维生素B12缺乏症、结节病、肿瘤）或视神经病变中（如缺血性或压迫性视神经病）。因此，NMO-IgG阳性的NMOSD合并SS/SLE或非器官特异性自身抗体提示与NMOSD共存，而非SS/SLE的并发症。

1. NMOSD可与多种结缔组织病共存

通过大量临床观察和病例报道发现，超过30%的NMOSD患者同时并存一种或多种系统性自身免疫性疾病，如系统性红斑狼疮、干燥综合征及桥本甲状腺炎等。

与普通NMOSD相比，合并结缔组织病的NMOSD具有以下特点：①多以双侧视神经炎首发。②神经功能缺损更重。③复发率更高。④AQP4抗体

阳性率高。⑤脊髓受累长度更长。

鉴于以上特点，合并结缔组织病的 NMOSD 患者需要尽早治疗和长期治疗：①急性期仍首选大剂量激素冲击迅速缓解症状，若首次治疗效果不佳，需尽快应用血浆置换或环磷酰胺等治疗；②缓解期一般均需长期应用免疫抑制剂以预防复发，目前推荐吗替麦考酚酯、硫唑嘌呤等。

2. 视神经脊髓炎和视神经脊髓炎谱系疾病的区别

1894 年，法国人 Devic 首次描述了视神经炎和脊髓炎同时或短期内相继发生的疾病病种，并命名为视神经脊髓炎，后人又称之为 Devic 病。自临床测定 AQP4 抗体以来，发现许多 AQP4 抗体阳性但不符合视神经脊髓炎诊断标准的患者，故 2007 年，有学者提出视神经脊髓炎谱系疾病的概念。2015年 6 月，国际视神经脊髓炎诊断小组对视神经脊髓炎命名和诊断标准进行了修订，取消了"视神经脊髓炎"医学术语，统一命名为"视神经脊髓炎谱系疾病"。故视神经脊髓炎谱系疾病既包括以前经典的视神经脊髓炎，又包括不典型的视神经脊髓炎病例，两类患者在临床表现、预后及治疗等方面无明显差别。

3. 应早期鉴别和区别治疗视神经脊髓炎与多发性硬化

视神经脊髓炎曾经被认为是多发性硬化的一种亚型，即视神经脊髓型多发性硬化。随着病例报道的增多，发现其与多发性硬化在临床表现、实验室、影像学检查及病理学表现等方面有明显不同，尤其是 2004 年 Lennon等发现 AQP4 抗体是视神经脊髓炎特异性的免疫标志物以来，视神经脊髓炎才作为一个独立的疾病区别于多发性硬化。NMOSD 不论在东西方种族间的分布、免疫机制、病理改变、临床和影像改变、治疗和预后等诸方面均与MS 不同，我们应早期鉴别和区别治疗 NMOSD 和 MS。

四、NMOSD 与 MS 的鉴别

（一）临床表现和预后不同

我国绝大多数 NMOSD 为复发型，此型患者女性远多于男性，女性与男性发病比例高达 10：1，远高于 MS 患者的相应比例（2：1）。NMOSD 的临床表现主要为视力障碍和脊髓炎，其功能障碍显著重于 MS，出现视力急剧下降甚至失明，双下肢瘫痪、尿潴留及感觉障碍，不但发病时功能障碍重，而且恢复差，很多患者遗留显著视力障碍甚至失明，以及双下肢功能障碍。NMOSD 患者的视力障碍对大剂量甲基泼尼松龙冲击治疗效果较 MS 差。约 15% 的 NMOSD 患者出现视神经和脊髓以外症状，如脑病表现、下丘脑和脑干症状。

多数 NMOSD 患者虽然预后较 MS 差，但较少发展为继发进展型。NMOSD 复发频率显著高于经典 MS，部分患者在疾病早期呈丛集性复发，1 年复发率约 60%，3 年复发率约 90%。NMOSD 在怀孕期间更容易复发，而 MS 则在生产后容易复发。西方国家人群的 NMOSD 有一部分为单时相病程，一般双侧视神经炎和脊髓炎同时或相近发病，男女比例相似。单时相 NMOSD 神经功能障碍常较复发型 NMOSD 重，约 50% 单时相 NMOSD 患者遗留至少单眼盲，另一眼视力显著下降，而复发型 NMOSD 约 28% 遗留单眼盲，约 50% 复发型 NMOSD 患者发病 5 年后不能独立行走。

（二）MRI 表现不同

NMOSD 患者 MRI 表现为脊髓长节段炎性脱髓鞘病灶，长度一般 ≥3 个椎体节段，多位于颈髓和胸髓，轴位像上病灶多位于脊髓中央，累及大部分灰质和部分白质。急性期病灶处脊髓肿胀，严重者可见空洞样改变，增强扫描后病灶可强化。颈段病灶可向上延伸至延髓下部。恢复期病灶处脊髓可萎缩。这种脊髓长节段脱髓鞘患者血清 NMO-IgG 抗体阳性率较高。

近年来 MRI 检查发现，NMOSD 患者脑内可有病灶，但这种病灶不符合 MS 病灶的特点。约半数患者最初脑 MRI 检查正常，但在以后 MRI 复查中发现异常病灶，这些病灶多数为非特异性，其中少部分在大脑半球，融合至皮质下区，另一些病灶位于下丘脑、丘脑、第三脑室、第四脑室周围、大脑脚等，与 MS 不同的是，增强 MRI 检查显示这些脑内病灶不强化。这些下丘脑、第三脑室、第四脑室周围病灶内 AQP4 表达增高，提示这些部位可能与水通道有关。

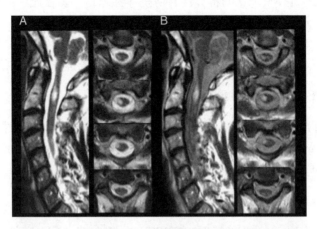

图 2 - 1　MS 脊髓 MRI 表现

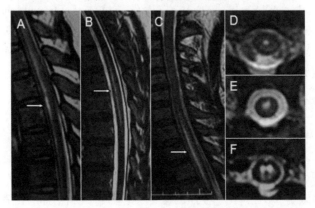

图 2 - 2　NMOSD 脊髓 MRI 表现

　　图 2 - 1 为 MS 的脊髓 MRI 表现，显示病灶较局限，通常小于等于 2 个椎体节段，轴位像病灶位于脊髓周边。图 2 - 2 为 NMOSD 的脊髓 MRI 表现，显示脊髓病灶较长，通常大于等于 3 个椎体节段，轴位像病灶位于脊髓中央。

（三）实验室检查结果不同

1. 血清 NMO-IgG

NMO-IgG 是 NMOSD 的特异性自身抗体标志物，多在血－脑屏障的星形胶质细胞足突处表达。MS 患者的血清 NMO-IgG 多为阴性，NMO-IgG 阳性是 NMOSD 与 MS 鉴别的重要依据。此外，NMOSD 患者 NMO-IgG 强阳性其复发可能性较大，对 NMO-IgG 阳性患者应积极给予免疫抑制剂预防治疗。

2. 血清胶质纤维酸性蛋白

对区别 NMOSD 和 MS 有一定意义，NMOSD 的急性期胶质纤维酸性蛋白（glial fibrillary acidic protein，GFAP）常常明显升高，而 MS 急性期大多正常，血清 GFAP 也可能是 NMOSD 的生物学标志。

3. 血清其他自身免疫抗体

作者团队的一项研究表明，NMOSD 患者血清 ANAs 阳性率为 44.4%（36/81）。其中，ANA、抗 dsDNA、抗着丝粒抗体（anti-centromere antibody，ACA）、抗 SSA 抗体、抗 SSB 抗体的阳性率分别为 35.8%（29/81）、6.2%（5/81）、1.2%（1/81）、24.7%（20/81）、8.6%（7/81），MS 组仅 1 例 ANAs 阳性（1/49）。

4. 脑脊液

多数 NMOSD 患者脑脊液（cerebro spiral fluid，CSF）检查异常，中性粒细胞较常见，甚至可见嗜酸性粒细胞；而 MS 复发期 CSF 白细胞多正常，最高者一般低于 50 mm^{-3}。但 NMOSD 患者脑脊液寡克隆区带阳性率（< 20%）显著低于 MS 患者（西方国家约 85%）。此外，MS 患者脑脊液 IgG 指数常增高，而 NMOSD 患者多正常。NMOSN 与 MS 的临床及实验室检查的鉴别见表 2－2。

表 2 - 2　NMOSD 和 MS 的临床及实验室检查的鉴别

类别	NMOSD	MS
种族、前驱感染或预防接种史	（1）亚洲人多发。 （2）多无	（1）西方国家人群多发。 （2）多有，可诱发
发病年龄	任何年龄，壮年多发	儿童和 50 岁以上者少见，青年多发
性别比例（女：男）	（5～10）：1	2：1
发病严重程度	中、重度多见	轻、中度多见
发病遗留障碍	可致盲或严重视力障碍	不致盲
临床病程	85% 以上者为复发型，较少发展为继发进展型，少数为单时相型	85% 者为复发 - 缓解型，最后大多发展成继发进展型，15% 者为原发进展型
血清 NMO-IgG	通常阳性	通常阴性
脑脊液细胞	约 4/5 患者白细胞大于 $5 \times 10^6 \, L^{-1}$；1/3 患者白细胞大于 $50 \times 10^6 \, L^{-1}$；中性粒细胞较常见，甚至可见嗜酸细胞	多数正常，白细胞一般大于 $50 \times 10^6 \, L^{-1}$，以淋巴细胞为主
脑脊液寡克隆区带阳性	约 20%	约 85%
IgG 指数	多正常	多增高
脊髓 MRI	长脊髓病灶大于 3 个椎体节段，轴位像多位于脊髓中央，可强化	脊髓病灶小于 2 个椎体节段，多位于白质，可强化
脑 MRI	多无异常；或病灶呈点片状，位于皮质下、下丘脑、丘脑、导水管周围，无明显强化	病灶位于侧脑室旁白质、皮质下白质、小脑及脑干，可强化

（四）诊断标准不同

（1）NMOSD 诊断考 2015 年国际 NMO 诊断小组（IPND）制定的 NMOSD 诊断标准（见第四章相关内容）。

（2）MS 的诊断应参考 2010 年 McDonald MS 诊断标准（表 2-3）。

表 2-3 2010 年 McDonald MS 诊断标准

临床表现	诊断 MS 所需附加资料
不少于 2 次发作[a]；具有 2 个及以上客观临床证据的病变或存在 1 个客观临床证据的病变同时伴有既往发作[b]合理的病史证据	无[c]
不少于 2 次发作[a]；具有 1 个病变的客观临床证据	具有以下证明病变空间多发（DIS）的证据：在 CNS 的 4 个 MS 典型区域（脑室周围、近皮质、幕下和脊髓）[d]中至少 2 个区域有 1 个及以上 T2 病变；或者等待以后涉及中枢神经系统（central nervous system，CNS）不同部位病变的临床发作[a]
1 次发作[a]；具有 2 个及以上病变的客观临床证据	具有以下证明病变时间多发（DIT）的证据：在任何时间同时存在无症状的钆增强的与非增强的病变；或者在随后的 MRI 检查可见新的 T2 和/或钆增强病变有 1 个及以上，不考虑参考基线 MRI 的时间性；或者等待第二次临床发作[a]
有 1 次发作[a]；存在 1 个病变的客观临床证据（临床孤立综合征）	具有以下证明病变空间及时间多发的证据：（1）空间多发的证据，同前 DIS；（2）时间多发的证据，同前 DIT

临床表现	诊断 MS 所需附加资料
提示 MS 的隐匿神经功能障碍进展（原发进展型 MS）	疾病进展 1 年（回顾性或前瞻性确定）同时具有下列 3 项标准的 2 项[d]： （1）脑病变的空间多发证据。根据 MS 特征性的病变区域（脑室周围围、近皮质或幕下）有 1 个及以上 T2 病变； （2）脊髓病变的空间多发证据。脊髓有 2 个及以上 T2 病变； （3）脑脊液检测结果呈阳性（等电聚焦电泳的寡克隆带证据和/或 IgG 指数增高）

MS：完全符合标准，其他疾病不能更好地解释临床表现。可能 MS（possible MS）：不完全符合标准，临床表现怀疑 MS。非 MS（Not MS）：在随访和评估过程中发现其他能更好解释临床表现的疾病诊断。

a. 1 次发作（复发或恶化）：系指由患者描述或客观观察到的 1 次 CNS 急性炎性脱髓鞘典型事件，现在或既往的发作，至少持续 24 h，且无发热或感染。临床发作要有同时期客观的神经系统检查记录，这对于某些符合 MS 症状和演变的过去事件，但无客观的神经系统检查所见记载，能提供 1 个先前脱髓鞘事件的合理证据。然而，有关发作性症状（既往或现在）的报告应该由至少 24 h 以上的多次发作组成。在做出 MS 确诊前，必须至少要有 1 次发作由客观检查所证实，包括神经系统检查所证实，在自述先前有视力功能障碍的患者由视觉诱发电位反应所证实，或 MRI 检查发现 CNS 存在能够解释既往神经系统症状的脱髓鞘责任病变。

b. 临床诊断：根据 2 次发作的客观临床所见是最可靠的。1 次既往发作的合理病史证据，在缺乏客观的神经系统检查发现的情况下，可以包括症状的病史事件和先前炎性脱髓鞘事件的演变特征等证据；然而，必须至少有 1 次发作是由客观所见支持。

c. 不需要额外的检查。但是，最好任何 MS 的诊断都能在影像的协助下基于这些标准而做出。如果影像或其他检测（如脑脊液）已实施并呈阴性结果，在做出 MS 诊断前需要极为谨慎，并必须考虑其他诊断。客观证据必须存在并支持 MS 诊断，同时找不到更合理的疾病解释临床表现。

d. 钆增强病变并非必需；症状性病变不包括脑干或脊髓症状者（以除外早期视神经脊髓炎）。

（五）治疗

1. 急性期治疗

（1）糖皮质激素。MS 患者糖皮质激素治疗的原则为大剂量、短疗程，不主张小剂量、长时间应用。常用甲泼尼龙冲击疗法。若从 1 g/d 开始，静脉滴注 3～4 h，持续 3 d，此后，剂量按阶梯依次减半，每个剂量用 2～3 d，减至 120 mg 以下后，可改为口服 60～80 mg，每天 1 次，每种剂量维持 2～3 d，继续按阶梯依次减半，直至减停，原则上总疗程为 3～4 周。但相当部分 NMOSD 患者有激素依赖性，在减量过程中或很快停药时均可能加重，因此，对激素依赖性 NMOSD 患者，激素减量过程要慢，可每周减 5 mg，直到降至维持量。

（2）静脉注射大剂量免疫球蛋白（intravenous immunoglobalin，IVIg）。IVIg 治疗 MS 的总体疗效仍不明确，仅用于对糖皮质激素治疗不耐受和处于妊娠或产后阶段的患者。IVIg 治疗 NMOSD 的疗效可能略强于 MS，对激素无效者可试用。

（3）血浆置换。对激素反应差的 NMOSD 患者用血浆置换疗法可能有效，特别是早期应用，一般建议置换 3～5 次，每次用血浆 2～3 L，多数患者可于置换 1～2 次后见效。但血浆置换对 MS 的疗效不明确。

2. 缓解期治疗

缓解期治疗的目的为预防复发和控制疾病进展。

（1）疾病修正治疗（disease modifying therapy，DMT）。

MS 患者需使用 DMT 治疗。与 MS 不同，DMT 治疗预防 NMOSD 复发疗效不佳，尚有争议，不建议应用。

（2）免疫抑制剂。免疫抑制剂可用于 NMOSD，包括硫唑嘌呤、麦考酚酸酯，环磷酰胺、氨甲蝶呤、环孢素 A、他克莫司、来氟米特等。

硫唑嘌呤（剂量为 2～3 mg·kg^{-1}·d^{-1}）单用或联合口服强的松（剂量为 1 mg·kg^{-1}·d^{-1}）有效超过 18 个月，对于 NMO-IgG 血清阳性患者应长期应用免疫抑制剂，以防复发。其他免疫抑制剂还可选用来氟米特、环孢素 A、环磷酰胺等。有报道，每月 1 次静脉滴注米托蒽醌（12 mg/m^2），持续 6 个月，随后每 3 个月滴注 1 次，再用 3 次，对预防 NMOSD 复发有效。对于反复发作的 NMOSD，其他方法治疗效果不佳者可选用，但应监测米托蒽醌的心脏毒性。

（3）利妥昔单抗（Rituximab）。利妥昔单抗是一种针对 B 细胞表面 CD20 的单克隆抗体。应用利妥昔单抗治疗套发型多发性硬化症（relapsing remitting multiple sclerosis，RRMS）和 NMOSD 的 II 期临床试验结果显示，B 细胞消减治疗有显著疗效。

（4）定期 IVIg 治疗。间断静脉滴注大剂量免疫球蛋白是否能预防

NMOSD 复发，仅有个案报道有效，尚缺乏大样本随机对照研究。

综上所述，我们应早期鉴别 NMOSD 和 MS，对于疑似 NMOSD 者及时行血清 AQP4 抗体检测，早期诊断，避免采用与治疗经典 MS 完全相同的方法去治疗 NMOSD。

五、妊娠对 NMOSD 的影响

（一）妊娠对 NMOSD 发病机制的可能作用

性激素可能对 NMOSD 发病产生影响，妊娠可能加重 NMOSD。妊娠期间，母体的内分泌及免疫系统同时发生改变，雌激素和孕激素分泌增加，在妊娠中期和后期达到高峰，特别是孕激素，在维持妊娠的同时，可促使 Th0 淋巴细胞发育为 Th2 细胞，使体液免疫功能增强；而 Th1 细胞因子分泌被抑制，细胞免疫功能降低；同时，胎儿的胎膜分泌 IL-10 等下调母体细胞免疫的细胞因子。因此，包括 NMOSD 在内的以体液免疫为主要发病机制的疾病，如系统性红斑狼疮和重症肌无力，常在妊娠期间复发；而以细胞免疫为主要发病机制的疾病，如类风湿性关节炎和多发性硬化，在妊娠期间趋于缓解。

动物模型研究显示，妊娠期间中枢神经系统 AQP4 蛋白表达增多，同时妊娠期间 Th2 细胞增强，导致 AQP4 抗体产生增加，因此妊娠可能加重 NMOSD。

（二）对 NMOSD 发病率、复发率及疾病进程的影响

2012 年，Bourre 等对 20 例 NMOSD 患者回顾性分析，结果提示产后一期及二期复发率显著增加，扩展残疾状态量表（EDSS）评分产后增加。2013 年，Fragoso 等对 17 例在妊娠前、妊娠中或妊娠后 1 年内确诊的 NMOSD 患者进行回顾性研究，结果发现，产后一期复发率显著高于其他各期，EDSS 评分增加。Kim 等进行的多中心研究提示，分娩前复发率无改变，而在产后一期、二期分别为其他各期 5.3 倍和 3.7 倍，但 EDSS 评分在产后未见明显升高。2015 年，Shimizu 等对 114 例 AQP4-IgG 阳性的女性患者进行分析，观察期间 47 例患者发生妊娠，其中的 22 例（46.8%）出现妊娠

相关发作，产后一期复发率相比于产前显著增高，提示妊娠对疾病发作存在风险。该研究同时发现，产前无复发患者产后复发率显著低于产前有复发者，妊娠期间继续适当免疫治疗者产后年复发率显著低于未治疗或治疗不充分者。

2015 年，Ryutaro 等报道 1 例 28 岁 NMOSD 患者在妊娠期间疾病恢复的病例，表明妊娠对 NMOSD 可能没有影响。小样本研究也表明，妊娠对 NMOSD 疾病进展没有影响。

因此，目前的临床研究表明，妊娠期 NMOSD 的复发率及残疾程度无显著增加，但产后 3 个月是 NMOSD 复发高危期。

（三）哺乳、分娩方式、麻醉对 NMOSD 的影响

多项研究表明，哺乳、分娩方式、麻醉方式对 NMOSD 患者的年复发率无显著影响。

（四）NMOSD 对妊娠结局的影响

Saadoun 等研究发现，NMOSD 患者可能在妊娠中期因胎盘炎症和 AQP4 功能丧失导致自发性流产。Asgari 等报道 1 例 NMOSD 患者，在疾病期间出现 2 次自发性流产，第 3 次妊娠时接受小剂量激素治疗，但在第 36 周时再次出现疾病复发，且 3 次妊娠中 AQP4-IgG 滴度均增高，提示妊娠期间 AQP4-IgG 滴度升高与自发性流产和 NMOSD 复发相关。2015 年，Igel 等报道 1 例 NMOSD 患者在妊娠期间疾病复发并出现可逆性后部脑病综合征，引产出 1 个死胎，胎盘病理提示胎膜的急性炎症，并有大量的绒毛内血栓形成。

2015 年，Nour 等分析 60 例 NMOSD 患者后发现，NMOSD 发作后妊娠流产率较发作前增加 42.9%，妊娠中 NMOSD 发作是导致流产的独立危险因素。

（五）NMOSD 对胎儿及新生儿的影响

现有研究表明，NMOSD 对胎儿发育无不良影响。抗体介导的自身免疫性疾病中，抗体可能通过胎盘进入新生儿。

多个个案报道 AQP4-IgG 阳性患者的新生儿脐带血 AQP4-IgG 阳性，后

逐渐转阴，且婴儿没有神经系统症状。这提示 AQP4-IgG 可通过胎盘进入新生儿体内，而之所以不发病，可能是因为新生儿具有完整血脑屏障。

综上所述，妊娠期间，NMOSD 复发率及残疾进展无改变，而产后 3 月疾病复发率及残疾进展可能加重；哺乳、分娩方式、麻醉对 NMOSD 病程无影响。NMOSD 对妊娠结局及新生儿无影响。目前，一些 NMOSD 与妊娠机制和动物模型的研究结论及临床分析结果相悖，因此，需要更多研究进一步论证。

第三章　实验室及辅助检查

一、NMOSD 的实验室检查

1. 脑脊液（CSF）

多数患者急性期 CSF 白细胞超过 $10 \times 10^6 \ L^{-1}$，1/3 患者 CSF 白细胞超过 $50 \times 10^6 \ L^{-1}$，但很少超过 $500 \times 10^6 \ L^{-1}$。部分患者 CSF 中性粒细胞增高，甚至可见嗜酸粒细胞；脑脊液寡克隆区带（OB）阳性率小于 20%，部分 CSF 蛋白明显增高，大于 1 g/L。

2. 血清及脑脊液 AQP4-IgG

AQP4-IgG 是 NMOSD 特有的生物免疫标志物，具有高度特异性。目前的检测方法众多，公认的特异度和灵敏度均较高的方法有细胞转染免疫荧光法（cell based transfection immunofluorescence assay，CBA）及流式细胞法，其特异度高达90%以上，敏感度高达70%。酶联免疫吸附法测定（enzyme linked immunosorbent assay，ELISA）AQP4-IgG 较敏感，但有假阳性，用其滴定度对疾病进展和复发预测评价尚有争议。因此，对酶联免疫吸附法低滴度 AQP4-IgG 阳性和不典型临床表现者应该谨慎判断。推荐采用 CBA 法检测 AQP4-IgG 或两种以上方法反复验证。

3. 血清其他自身免疫抗体检测

近 50% NMOSD 患者合并其他自身免疫抗体阳性，如血清抗核抗体（ANAs）、抗 SSA 抗体、抗 SSB 抗体、抗甲状腺抗体等。合并上述抗体阳性者更倾向于支持 NMOSD 的诊断。

NMOSD 是否存在异质性一直存在争议。临床观察发现，有 20%～30% 的 NMOSD 患者 AQP4-IgG 阴性。最近报道 AQP4-IgG 阴性的 NMOSD 患者合并血清髓鞘少突胶质细胞糖蛋白（myelin oligodendrocyte glycoprotein，MOG）抗体阳性较高。这些病例发病更年轻，男性居多，下段胸髓更易受累，临床过程相对较轻，复发不频繁。临床上亦有肿瘤合并 AQP4-IgG 阳性或合并 N – 甲基 – 天冬氨酸受体（N-methyl-D-aspartic acid receptor，NMDAR）受体抗体阳性的病例报道，仍需要进一步观察研究。

二、 NMOSD 的视功能相关检查

1. 视敏度

视力下降，部分患者残留视力小于 0.1。严重者仅存在光感甚至全盲。

2. 视野

可表现为单眼或双眼受累，各象限均可累及。

3. 视觉诱发电位

多表现为 P100 波幅降低及潜伏期延长，严重者引不出反应。

4. 光学相干断层扫描

多出现较明显的视网膜神经纤维层变薄且不易恢复。

三、 NMOSD 的 MRI 特点

据报道，发病初期即有头颅 MRI 异常的占 NMOSD 患者总数的 43%～70%。不同文献报道的头颅 MRI 异常的比例差异很大，虽然 T2WI/FLAIR 上非特异性的小点状或斑片状高信号是 NMOSD 最常见的影像学表现，但 NMOSD 某些病灶仍具有部位或形态学上的特征。

（一）NMOSD 的头颅 MRI 表现分类

1. 环绕脑室系统的室管膜周病变

（1）环绕第三脑室和导水管的间脑病变。环绕第三脑室和导水管的间脑病变部位包括丘脑、下丘脑、中脑前界，在 NMOSD 中已有报道（图 3 - 1A）。这些病变通常是无症状的，但是，有些患者可能会出现抗利尿激素分泌异常、嗜睡发作、低体温、低血压、睡眠过度、肥胖、甲状腺功能减退、高泌乳素血症、继发性闭经、溢乳和行为改变等症状。

（2）邻近四脑室的脑干背侧病变。邻近四脑室的脑干背侧包括极后区（area postrema）和孤束核的病变是 NMOSD 患者最为特异性的头颅 MRI 表现之一（图 3 - 1B、图 3 - 1C），见于 7%～46% 的 NMOSD 患者，并且与顽固性呃逆、恶心、呕吐有高度相关性。这一区域为呕吐反射的中枢，有着较为疏松的血脑屏障，因而更容易受到 AQP4-IgG 的攻击。MRI 和临床证据均提示极后区是 NMOSD 易受攻击的重要区域，后续研究发现该区域是血液循环中的 IgG 进入中枢神经系统的重要通道。40% 的 NMOSD 患者这一区域有病理改变，但是没有明确的神经元、轴索或髓鞘缺失。延髓病变常与颈髓病变相连续，多呈线形。这些病灶常与疾病的第一症状或病情急性恶化有关。脑干病变可出现各种不同的临床表现，例如眼球震颤、构音障碍、吞咽困难、共济失调、眼肌麻痹等。

（3）环绕侧脑室的室管膜周病变。胼胝体病变见于 12%～40% 的 NMOSD 患者。因为 NMOSD 和 MS 患者都常出现胼胝体病变，所以这一部位并不能作为 NMOSD 和 MS 的特异鉴别点。但是，MS 的胼胝体病变常常是不连续的、卵圆形、垂直于侧脑室，多累及胼胝体下部。而 NMOSD 病变位置与侧脑室很接近，紧贴室管膜内层（图 3 - 1D）。NMOSD 急性期的胼胝体病变常有明显水肿，且为多形性，形成"大理石样图案（marbled pattern）"，有时累及胼胝体压部全层，出现独特的"拱桥形图案（arch bridge pattern）"（图 3 - 1E）。有时，胼胝体病变延续至大脑半球，形成广泛、融合的白质病变。在 NMOSD 的慢性期，胼胝体病变可逐渐缩小、信号减弱，甚至可以消失；但是，对于胼胝体囊变和萎缩都曾有过报道。某些临床表现，如认知功能和运动协调能力障碍等，可能与胼胝体受损有关，但证据并不是很充分。

2. 大脑半球的白质病变

广泛、融合的大脑半球白质病变常呈瘤样（最大半径可以大于 3 cm），或者沿白质纤维走行呈长纺锤状或放射状（图 3 – 1F），通常无占位效应。病灶表观弥散系数（apparent diffusion coefficient，ADC）增高，提示可能为急性炎症相关的血管源性水肿，可能与可逆性后部脑病综合征（reversible posterior leukoencephalopathy，PRES）或巴洛病（Balo disease）病混淆。相较于 AQP4 抗体阴性的患者，这些广泛的病变在 AQP4 抗体阳性的患者中更常见。疾病慢性期，这些大病灶趋向于缩小甚至消失，但有一些患者可出现囊样或空洞型改变。上述病变根据其累及区域的不同可引起各种症状，如偏瘫、脑病、视野缺损等。大片融合的大脑半球白质病变在 NMOSD 患儿中比较常见。伴随着灶周水肿和不同程度占位效应的肿瘤样病灶可类似于急性播散性脑脊髓炎（ADEM）或中枢神经系统恶性肿瘤。

3. 病变累及皮质脊髓束

皮质脊髓束受累可为单侧或双侧，病灶可能从大脑半球深部的白质通过内囊后肢延伸至中脑的大脑脚或者脑桥（图 3 – 1G）。这些病灶连续，常为长节段，沿锥体束分布。一些关于 NMOSD 患者的队列研究报道，23%～44% 的患者存在皮质脊髓束的病灶，在其他研究中也偶有发现。有意思的是，和脑室周围不同，皮质脊髓束并不是 AQP4 高表达的区域，因此，尚不清楚 NMOSD 患者这一区域常受累及的原因。

4. 非特异性病灶

T2WI/FLAIR 上，皮质下区或深部白质区常可观察到非特异性的小点状（小于 3 mm）或片状高信号，这是 NMOSD 最常见的头颅 MRI 异常（35%～84%），通常无临床症状。

5. 颅内假瘤样病变

伴有颅内假瘤样病变（tumefactive demyelinating lesions，TDLs）的 NMOSD 较为罕见，其临床特点及病理学特点与其他合并 TDLs 的疾病存在差别，其颅内病灶病理特点为：淋巴细胞、泡沫细胞浸润，以血管周围最为明显，血管壁增厚及玻璃样变，轴索损伤较为严重（图 3 – 1H）。NMOSD 患者病灶早期即可出现明显的组织坏死，急性期 NMOSD 患者的颅内病灶存在局限性水通道蛋白4和胶质纤维酸性蛋白、髓鞘碱性蛋白脱失，在血管周围更为明显，慢性期患者可能出现星形胶质细胞代偿性增生。

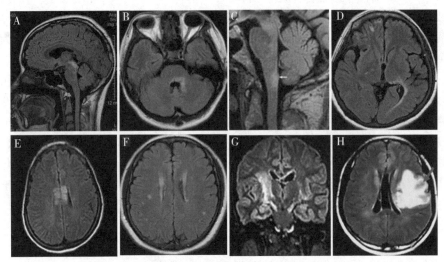

图 3 - 1　NMOSD 的 MRI 表现

A：第三脑室周围（下丘脑、中脑导水管周围）；B：第四脑室周围；C：延髓极后区；D：侧脑室周围；E：胼胝体；F：散在的非特异性白质改变；G：累及皮质脊髓束的病灶；H：假瘤样病灶。

（二）NMOSD 的视神经 MRI 表现

已有报道认为，在急性视神经炎期，T2WI 和 T1WI 增强序列可见非特异性的视神经鞘增厚和视神经高信号。但因为 MS 患者视神经炎也可有类似改变，所以这一特点无法作为 NMOSD 的诊断支持点。现阶段的研究主要着眼于 MS 和 NMOSD 中视神经损伤磁共振的不同特点。NMOSD 患者中，病变多累及包括视交叉在内的视神经后部，常同时有双侧视神经受累。因此，在临床实践中，当出现视神经长节段炎症，特别是同时存在双侧受累、病变向后延伸累及视交叉时，应考虑 NMOSD 的可能。

（三）脊髓 MRI 表现

脊髓长病灶即长节段脊髓病变是指脊髓病变在脊髓 MRI 上达到连续

3 个或 3 个以上椎体长度，是一组病因复杂的疾病。目前，大量临床观察发现约 50% 的长节段脊髓病变可能发展成为视神经脊髓炎，若同时合并其他自身免疫性疾病或合并自身抗体阳性则更具诊断提示意义。因此，对于长节段脊髓病变，建议常规筛查 AQP4 抗体，若此抗体为阳性则可明确诊断。

视神经脊髓炎的脊髓长病灶具有以下特点：

（1）多呈横贯性损害，脊髓磁共振横断面上呈"H"形或圆形病灶，临床上表现为肢体无力、麻木、疼痛及大小便障碍。

（2）脊髓病灶可表现为明显肿胀，磁共振 T1 成像上可表现为低信号，部分患者可有脊髓中央管扩张。

（3）多累及颈部和胸部脊髓，颈髓病灶有向延髓（脑干）延伸的倾向。

（4）增强扫描可见斑片状或条索状强化，可伴脊膜强化。

然而，需要注意的是，尚有近 50% 的长节段脊髓病变由硬脊膜动静脉瘘、急性播散性脑脊髓炎、副肿瘤性脊髓病及感染性脊髓炎等多种其他原因所致，因这些疾病亦为可治疗性疾病，临床上需加以排除。

第四章　诊　　断

NMOSD 的诊断原则：以病史、核心临床症状及影响特征为诊断基本依据，以 AQP4-IgG 作为诊断分层，并参考其他亚临床及免疫学证据做出诊断，还需排除其他疾病可能。目前，国际上广为应用的相关诊断标准主要有两种。

一、2006 年 Wingerchuk 等制定的 NMO 诊断标准

（1）必要条件：①视神经炎；②急性脊髓炎。

（2）支持条件：①脊髓 MRI 异常病变≥3 个椎体节段；②头颅 MRI 不符合 MS 诊断标准；③血清 NMO-IgG 阳性。具备全部必要条件和2 条支持条件，即可诊断 NMO。

二、2015 年国际 NMO 诊断小组制定的 NMOSD 诊断标准

2015 年，国际 NMOSD 诊断小组（IPND）达成共识，制定了新的 NMOSD 诊断标准。新标准将 NMO 纳入 NMOSD 统一命名，以 AQP4-gG 作为分层，分为 AQP4-IgG 阳性与阴性组，列举了 6 大临床特征性表现，其中，ON、LETM 及延髓最后区综合征最具特征性。强调影像学特征与临床特征的一致性，对 AQP4-IgG 阴性 NMOSD 提出了更加严格的 MRI 附加条件。此外，伴随自身免疫疾病或自身免疫抗体阳性患者，脑脊液细胞数轻度升高及视神经轴索损害等证据亦提示支持 NMOSD 诊断，最后强调了要排除其他可能疾病。

2015 年成人 NMOSD 诊断标准：

1. AQP4-IgG 阳性的 NMOSD 诊断标准

（1）至少 1 项核心临床特征。
（2）用可靠的方法检测 AQP4-IgG 阳性（推荐 CBA 法）。
（3）排除其他诊断。

2. AQP4-IgG 阴性或 AQP4-IgG 未知状态的 NMOSD 诊断标准

（1）在 1 次或多次临床发作中，至少 2 项核心临床特征并满足下列全部条件：①至少 1 项临床核心特征为 ON、急性 LETM 或延髓最后区综合征。②空间多发（具有 2 个或以上不同的临床核心特征）。③满足 MRI 附加条件。
（2）用可靠的方法检测 AQP4-IgG 阴性或未检测。
（3）排除其他诊断。

3. 核心临床特征

（1）ON。
（2）急性脊髓炎。
（3）最后区综合征，无其他原因能解释的发作性呃逆、恶心、呕吐。
（4）其他脑干综合征。
（5）症状性发作性睡病、间脑综合征，脑 MRI 有 NMOSD 特征性间脑病变。
（6）大脑综合征伴有 NMOSD 特征性大脑病变。

4. AQP4-IgG 阴性或未知状态下的 NMOSD

MRI 附加条件为：
（1）急性 ON。需脑 MRI 有下列之一表现：① 脑 MRI 正常或仅有非特异性白质病变；②视神经长 T2 信号或 T1 增强信号大于 1/2 视神经长度，或病变累及视交叉。
（2）急性脊髓炎。长脊髓病变大于等于 3 个连续椎体节段，或有脊髓炎病史的患者相应脊髓萎缩大于等于 3 个连续椎体节段。

（3）最后区综合征。延髓背侧/最后区病。

（4）急性脑干综合征。脑干室管膜周围病。

需要指出的是，无论是 2006 年的 NMOSD 诊断标准还是 2015 年的 NMOSD 诊断标准均存在一定的诊断特异度及敏感度问题。2015 年 NMOSD 诊断标准着重强调了 AQP4-IgG 的诊断特异性，但是，任何一项化验检查均存在一定的假阳性及假阴性情况。因此，我们推荐对 AQP4-IgG 需要多种方法、多时间节点重复验证。

此外，新 NMOSD 诊断标准无法规范一些情况的疾病分类归属问题，如 AQP4-IgG（＋）且无临床症状病例，AQP4-IgG（－）或未知结果病例：①临床发作＋无前 3 项核心症状＋有/无影像支持；②临床发作且有核心症状及无影像支持；③临床发作且无 DIS 或 rON、rLETM；④AQP4-IgG（＋）且肿瘤及自身免疫脑炎抗体（＋）。这些情况均不符合 2015 年 NMOSD 标准的脱髓鞘疾病，我们推荐增加可能性诊断这一级别，建议定期随访观察。

对于上述两个诊断标准，临床均可采用，但在诊断中应予以标注（不影响与国际诊断标准及分类的接轨），推荐字样如下：NMOSD［AQP4-IgG（＋/－），检测方法］；NMOSD［AQP4-IgG（＋/－），确诊/可能，检测方法］。

第五章 治 疗

NMOSD 治疗应该遵循在循证医学证据的基础上，结合患者的经济条件和意愿，进行早期、合理治疗。目前，NMOSD 的治疗推荐主要是基于一些小样本临床试验、回顾性研究，以及专家共识并借助其他自身免疫性疾病治疗经验得出的。

NMOSD 的治疗分为：急性期治疗、缓解期治疗、对症治疗和康复治疗。

一、急性期治疗

1. 治疗目标

NMOSD 的急性期治疗以减轻急性期症状、缩短病程、改善残疾程度和防治并发症为主要目标。

2. 适应对象

有客观神经功能缺损证据的发作或复发期患者。

3. 主要药物及用法

1）糖皮质激素。糖皮质激素治疗，短期内能促进 NMOSD 急性期患者神经功能恢复（A 级推荐），延长糖皮质激素用药对预防 NMOSD 的神经功能障碍加重或复发有一定作用。

（1）治疗原则：先予大剂量冲击，之后缓慢阶梯减量、小剂量长期维持。

（2）推荐方法。大剂量甲泼尼龙冲击治疗能加速病情缓解，具体用法为：甲泼尼松龙，1 g，静滴，每天 1 次，持续 3 天；500 mg，静滴，每天 1 次，持续 3 天；240 mg 静滴，每天 1 次，持续 3 天；120 mg，静滴，每天 1

次，持续 3 天。泼尼松，60 mg，口服，每天 1 次，持续 7 天；50 mg，口服，每天 1 次，持续 7 天；之后顺序递减，至 10～20 mg，口服，每天 1 次，长期维持。

（3）注意事项。部分 NMOSD 患者对激素有一定依赖性，在减量过程中可能出现病情再次加重，故对激素依赖性患者，激素减量过程要慢，可每 1～2 周减 5～10 mg，至维持剂量（每天 10～15 mg），或者与免疫抑制剂长期联合使用（5 mg，隔日使用）。

大剂量激素可引起心律失常，应注意激素冲击速度要慢，每次静脉滴注应持续 3～4 h，以免引起心脏副反应。一旦出现心律失常应及时处理，甚至停药。应用质子泵抑制剂预防上消化道出血，对于年龄较大或有卒中危险因素的患者，应进行卒中预防。激素的其他常见副作用包括电解质紊乱，血糖、血压、血脂异常，上消化道出血，骨质疏松、股骨头坏死等。激素治疗中应注意补钾、补钙，应用维生素 D，较长时间应用激素可加用二磷酸盐。尽量控制激素用量和疗程，以预防激素引起的骨质疏松、股骨头坏死等并发症。

2）血浆交换（plasma exchange，PE）。部分重症 NMOSD 患者对大剂量甲泼尼龙冲击疗法反应差，用 PE 疗法治疗可能有效（B 级推荐），对 AQP4-IgG 阳性或抗体阴性 NMOSD 患者均有一定疗效，特别是早期应用。建议置换 5～7 次，每次用血浆 1～2 L。

3）静脉注射大剂量免疫球蛋白（IVIg）。对大剂量甲基泼尼松龙冲击疗法反应差的患者，可选用 IVIg 治疗（B 级推荐）。免疫球蛋白用量为 0.4 g/（kg·d），静滴，连续 5 天为 1 个疗程。

4）激素联合免疫抑制剂。在激素冲击治疗收效不佳时，因经济情况不能行 IVIg 或 PE 治疗者，可以应用环磷酰胺治疗。

二、缓解期治疗

1. 治疗目的

为了预防复发，减少神经系统功能障碍进展。

2. 适应对象

对于 AQP4-IgG 阳性的 NMOSD 及 AQP4-IgG 阴性的复发型 NMOSD，应早期预防治疗。

3. 主要药物

一线药物包括硫唑嘌呤、吗替麦考酚酯、氨甲蝶呤（methotrexate，MTX）、利妥昔单抗（rituximab）等。二线药物包括环磷酰胺、他克莫司、米托蒽醌，定期 IVIg 也可用于 NMOSD 预防治疗，特别适用于不宜应用免疫抑制剂者，如儿童及妊娠期患者。

1）硫唑嘌呤。硫唑嘌呤能减少 NMOSD 的复发和减缓神经功能障碍进展。

（1）推荐用法。按体重 $2 \sim 3$ mg/（kg·d）单用或联合口服泼尼松［按体重 0.75 mg/（kg·d）］，通常在硫唑嘌呤起效以后（$4 \sim 5$ 个月）将泼尼松渐减量至小剂量长期维持。

（2）注意事项。由于部分患者用硫唑嘌呤可引起白细胞降低、肝功能损害、恶心呕吐等胃肠道副反应，应注意定期监测血象和肝功。有条件的医院在应用硫唑嘌呤前应建议患者测定硫代嘌呤甲基转移酶（thiopurine methyltransferase，TPMT）活性或行相关基因检测，避免严重不良反应。

2）吗替麦考酚酯。能减少 NMOSD 的复发和减缓神经功能障碍进展。

（1）推荐用法。$1 \sim 1.5$ g/d，口服。

（2）注意事项。起效较硫唑嘌呤快，白细胞减少和肝功能损害等副作用较硫唑嘌呤少。其副作用主要为胃肠道症状和增加感染机会。

3）利妥昔单抗。利妥昔单抗是一种针对 B 细胞表面 CD20 的单克隆抗体，临床试验结果显示，B 细胞消减治疗对 NMOSD 有显著疗效。

（1）推荐用法。按体表面积 375 mg/m^2，静脉滴注，每周 1 次，连用 4 周；或 1000 mg，静脉滴注，共用 2 次（间隔 2 周）。国内治疗经验表明，小剂量应用对预防 NMOSD 仍有效，且副反应小，花费相对较少。用法为：500 mg，静滴，每 6 个月 1 次；或每周 100 mg，静滴，连用 4 周，$6 \sim 12$ 个月后重复应用。

（2）注意事项。为预防静滴时副反应，治疗前可使用对乙酰氨基酚、泼尼松龙；利妥昔单抗静滴速度要慢，并进行监测。大部分患者治疗后可维持 B 淋巴细胞消减 6 个月，可根据 CD19/CD20 阳性细胞或 CD27$^+$ 记忆细胞监测 B 淋巴细胞，若 B 淋巴细胞再募集可进行第二疗程治疗。

4）环磷酰胺。小样本临床试验表明，环磷酰胺对减少 NMOSD 复发和减缓神经功能障碍进展有一定疗效。为二线药物，可用于其他治疗无效者。

（1）推荐用法。每 2 周 1 次，600 mg 静脉滴注，连续 5 个月；每个月予 600 mg，静脉滴注，共使用 12 个月，总剂量不超过 10 ~ 15 g。

（2）注意事项。监测血常规、尿常规，若白细胞减少，应及时减量或停用，治疗前后嘱患者多饮水。主要副作用有恶心、呕吐、感染、脱发、性腺抑制、月经不调、停经和出血性膀胱炎。预防出血性膀胱炎可同时应用美司钠（uromitexan）静脉滴注，恶心和呕吐可适当应用止吐药对抗。

5）米托蒽醌。临床试验表明米托蒽醌能减少 NMOSD 复发。为二线药物，对于反复发作而其他方法治疗效果不佳者可选用。

（1）推荐方法。按体表面积 10 ~ 12 mg/m^2 静脉滴注，每月 1 次，共 3 个月，后每 3 个月 1 次，用 3 次，总量不超过 100 mg/m^2。

（2）注意事项。米托蒽醌的主要副作用为心脏毒性和治疗相关的白血病，据报道，应用米托蒽醌治疗，心脏收缩功能障碍、心力衰竭和急性白血病的发生风险分别为 12.0%、0.4% 和 0.8%。使用时应注意监测其心脏毒性，每次注射前应检测左室射血分数（left ventricular ejection fraction, LVEF），若 LVEF < 50% 或较前显著下降，应停用米托蒽醌。此外，因米托蒽醌的心脏毒性有迟发效应，整个疗程结束后，也应定期监测 LEVF。

6）糖皮质激素。小剂量泼尼松维持治疗能减少 NMOSD 复发，可以联合免疫抑制剂使用。

7）氨甲蝶呤。小样本临床研究表明，氨甲蝶呤单用或与泼尼松合用能减少 NMOSD 复发和功能障碍进展，其耐受性和依从性较好，价格较低，适用于不能耐受硫唑嘌呤的副作用及经济条件不能承担其他免疫抑制剂的患者。推荐每周 15 mg，单用，或与小剂量泼尼松合用。

8）IVIg。间断小剂量 IVIg 能减少 NMOSD 复发，但仅有开放临床试验报道有效，尚缺乏大样本随机对照研究。

9）环孢素 A。推荐剂量为 2 ~ 3 mg/（kg·d），每天 2 次，通过监测血药浓度调整剂量，注意肾毒性。

应注意一些 MS 治疗药物，如 β 干扰素、芬戈莫德、那他珠单抗可能会导致 NMOSD 恶化。另外，NMOSD 的长期免疫抑制的风险是未知的，根据其他长期应用免疫抑制剂治疗疾病的经验，有潜在增加机会性感染和肿瘤的风险。

三、生育期治疗

NMOSD 患者妊娠期复发的概率与非妊娠期相似，有复发的可能，NMOSD 患者产后复发概率增高，需要坚持免疫抑制治疗。但对于生育期的男性患者及妊娠前期、妊娠期、哺乳期的女性患者，长期应用免疫抑制剂可对胎儿或新生儿产生不良影响。

1. 糖皮质激素的使用建议

①妊娠各个时期均可以使用泼尼松龙（A 级推荐）；②哺乳期可使用甲泼尼松龙；③甲泼尼龙的胎盘转运率与泼尼松龙相似，产生等效抗炎作用所需剂量为泼尼松龙的 80%，妊娠期、哺乳期可用甲泼尼龙。

2. 硫唑嘌呤的使用建议

①整个妊娠期可使用硫唑嘌呤（azathioprine，AZA），但剂量需不超过 2 mg/（kg·d）（B 级推荐）；②哺乳期可使用 AZA（D 级）。

3. 环孢素 A 的使用建议

①整个妊娠期可使用最低有效剂量环孢素 A（B 级推荐）；②不应阻止服用环孢素 A 的母亲进行哺乳（D 级）。

4. 丙种球蛋白的使用建议

①妊娠期可使用丙种球蛋白（IVIg）（A 级推荐）；②哺乳期可使用 IVIg（D 级）；③基于孕妇可使用 IVIg，IVIg 不太可能导致有害效应（D 级）。

5. 他克莫司的使用建议

①整个妊娠期可使用最低有效剂量他克莫司（D 级）；②不应阻止服用他克莫司的母亲进行哺乳（D 级）。

6. 环磷酰胺的使用建议

①环磷酰胺（cyclophosphamide，CTX）具有致畸性和性腺毒性，因此，只有在孕妇具有生命危险或/器官功能衰竭风险时才考虑使用（C 级推荐）；

②没有证据推荐哺乳期使用 CTX。

7. 吗替麦考酚酸酯的使用建议

①妊娠期间禁忌使用吗替麦考酚酸酯（mycophenolate mofetic，MMF）（D 级推荐）；②在计划怀孕前至少 6 周，应停用 MMF（D 级推荐）；③尚无 MMF 排泄进入乳汁的数据，但不建议哺乳期间使用 MMF（D 级推荐）。

8. 氨甲蝶呤的使用建议

①妊娠期应避免使用任何剂量的氨甲蝶呤（MTX），并在受孕前 3 个月停用 MTX（D 级推荐）；②在受孕前 3 个月内接受低剂量 MTX 治疗的女性，应在妊娠之前至整个孕期补充叶酸（5 mg/d）（B 级推荐）；③使用低剂量 MTX 期间意外怀孕的病例，应立即停用 MTX，继续补充叶酸（5 mg/d），由当地专家仔细评估胎儿的风险（D 级推荐）；④因为理论上存在风险且数据不充分，哺乳期不推荐使用 MTX（D 级推荐）。

9. 利妥昔单抗的使用建议

由于胎儿的安全性文献不足，理论上存在风险，并可致新生儿 B 淋巴细胞减少，妊娠前期、妊娠和哺乳期不建议使用利妥昔单抗（D 级推荐）。

四、主观拓展

1. 视神经脊髓炎谱系疾病患者糖皮质激素应用的问与答

糖皮质激素为第一代免疫抑制剂，于 1935 年首次发现可的松，于 1949 年应用于临床，是肾上腺皮质分泌和合成的一类激素总称。其抗炎和免疫抑制作用确切，且方便易得，为临床应用最为广泛的免疫抑制剂。按照半衰期的长短分为短效激素（如可的松、氢化可的松）中效激素（如泼尼松、泼尼松龙、甲泼尼龙）和长效激素（如地塞米松、倍他米松）。视神经脊髓炎患者临床应用激素时的一些常见问题向大家介绍如下。

（1）不同类型的激素药物该如何更换？

当一种激素不能耐受时，要等效的更换为另一种激素，不同类型激素药物的药价是等效互换的。例如，5 mg 强的松（泼尼松）和 4 mg 甲强龙是可以直接互换的，与地塞米松就是 0.75 mg 等效互换。

（2）治疗 NMOSD 时要如何选用激素的治疗剂量？

大剂量激素应用时，短期即产生显著疗效，NMOSD 急性期是需要快速切断疾病进展的，因此，对于疾病急性期治疗需要大剂量激素冲击，一般用法为甲强龙 500～1000 mg/d，连续应用 3～5 天。小剂量（强的松30 mg以下）应用时起效慢，通常作为缓解期预防复发用药。

（3）一天当中什么时间应用激素最合适？

正常人体每天皮质醇分泌具有昼夜生物节律，凌晨的血浆浓度最低，上午 8 点左右的血浆浓度最高，这也是为什么我们建议患者口服激素的时间为晨起一次顿服（而不是一天分几次，或午后夜间服用）。这种服用方式一方面可与机体原本的分泌高峰重合，达到药物最佳效果；另一方面可最大限度减少对机体自身激素分泌周期的影响。

（4）伴有肝脏疾病或肝功能损害的患者要如何选用激素？

泼尼松为非活性形式，进入体内需通过肝脏转化为活性形式方能起到抗炎和免疫抑制作用，因此，肝功能损害时应避免使用。而泼尼松龙和甲强龙即为活性药物，无需经肝脏转化，在肝脏疾病时不增加肝脏负担，适用于伴肝功能轻度损害的患者。

（5）哪些患者不适合应用激素？

具有以下表现的患者不适合应用激素：消化性溃疡活动期、严重感染（如细菌、真菌、活动性结核等）、重度骨质疏松、血压或血糖控制差、青光眼、病毒性肝炎等。

（6）什么是激素依赖？

应用激素治疗有效，但在激素减量过程中或停药后短期内复发，连续 2 次或以上。绝大多数 NMOSD 患者对激素依赖，需要长期维持激素，并联合应用其他免疫抑制剂。

（7）激素治疗有效后该如何减量？

对于不同的疾病，激素应用的剂量和维持时间不尽相同。MS 患者多不需要长期维持激素。而 NMOSD 则相反，因大多数患者对激素等免疫抑制剂依赖，需要长期维持。急性期大剂量激素冲击治疗有效后，需缓慢递减剂量至半年以上。

（8）激素治疗有哪些副作用？

激素是一把"双刃剑"，它具有良好的临床效果，但同时也可能存在广泛的副作用，可累及全身各个系统。消化性溃疡出血、重度骨质疏松伴骨折、难治性感染为激素长期应用的三大严重不良反应。此外，还有血糖升高、血压升高、向心性肥胖、痤疮、低钾血症等不良反应。医生在用药期间常常会配合补钙、补钾、护胃等治疗，最大限度地减少药物副作用。另外，鉴于激素有诸多不良反应，应用时一定要在专业医生指导下应用，切忌滥用。

2. 硫唑嘌呤和视神经脊髓炎谱系疾病

（1）硫唑嘌呤是什么？

硫唑嘌呤是一种免疫抑制剂，用于治疗各种免疫性疾病，降低疾病活动性。研究显示，硫唑嘌呤可减少 NMOSD 的复发。

（2）如何服用硫唑嘌呤？

硫唑嘌呤通常以片剂口服（经口）。硫唑嘌呤的起始剂量较低，需缓慢增加。通常硫唑嘌呤每日服用 2 次。有 50 mg 市售片剂，必要时可掰成两半。可随餐服用，以减少恶心等消化道症状。

（3）使用指南如下。

A. 使用前建议检测 TPMT 基因多态性，10% 中国患者为杂合子，使用硫唑嘌呤应该减少剂量，并进行血液检测。

B. 在开始服用硫唑嘌呤时，可能常常发生轻度恶心，在身体适应药物后会消退。

C. 在服用本品时，需定期检测血白细胞计数和肝功能，以监测对本品的不良反应。

D. 在治疗感染时，可能会减少硫唑嘌呤剂量，甚至停用本品，以有效对抗感染。

E. 慎重进行任何疫苗接种。

F. 本品服用期间避免发生感染。避免接触可能有感染的人，密切监测任何感染指征。

G. 核实并确保本品不会与患者服用的其他药物发生相互作用。服用硫唑嘌呤时，特别禁用血管紧张素转化酶抑制剂（angiotensin converting enzyme inhibitor，ACEI），因为它们可能降低白细胞计数。

（4）硫唑嘌呤可能的副作用有哪些？

A. 胃刺激加重，腹痛。

B. 恶心和呕吐。

C. 发色和发质改变，伴随脱发（这些变化通常是暂时性的）。

D. 食欲减退。

E. 血尿或便血。

F. 皮肤异常瘀青。

G. 疲劳。

H. 口疮和溃疡。

I. 对感染的抵抗力降低（由于硫唑嘌呤是一种免疫抑制药物，它可以降低血液中的白细胞数目，增加感染机会）。

J. 长期使用可能使某些肿瘤风险增加，通常在连续使用 10 年或终身使用剂量达 600 g 时发生。

（5）如果忘记服药，应当做什么？

如果忘记服用一剂药物，应在记起时尽早服用，然后继续遵照常规的服药时间。

（6）该药物必要的贮藏条件是什么？

A. 室温下贮藏。

B. 请勿在热源或光照下贮藏。

C. 请勿贮藏在浴室、靠近厨房洗涤槽或其他潮湿的地方。受热或潮湿均可导致降解。

D. 请保存在原始容器中，密封。

E. 丢弃过期药物。

F. 将药品放置到儿童不可接触到的地方。

（7）应当何时致电医生？

如果您有以下任何预警体征，请立即致电医生：

A. 发热超过 38 ℃。

B. 出汗或寒战。

C. 皮疹。

D. 疼痛、触痛、发红或肿胀。

E. 不愈合的伤口或切口。

F. 发红、发热或引流的溃疡。

G. 咽喉痛、喉咙沙哑或吞咽时疼痛。

H. 鼻窦引流、鼻充血、头痛或沿上颊骨处触痛。

I. 持续干咳或湿性咳嗽，持续超过 2 天。

J. 口腔或舌上白斑。

K. 恶心、呕吐或腹泻。

L. 流感样症状（寒战、疼痛、头痛或疲倦）。

M. 排尿困难：疼痛、灼热、尿急或尿频。

N. 血尿、尿浑浊或有臭味，或黑色柏油样便。

3. 吗替麦考酚酯在视神经脊髓炎谱系疾病中的应用

吗替麦考酚酯（MMF）是一种新型抗代谢类免疫抑制剂，广泛应用于器官移植排斥反应、风湿性疾病等，并取得满意疗效。近年来，MMF 已在神经系统免疫相关性疾病中应用。

（1）药理作用。MMF 是从青霉属真菌中分离出的具有抗代谢作用的霉酚酸（mycophenolic acid，MPA）的半合成物，口服吸收后迅速水解为 MPA，MPA 能高效、选择性、非竞争性、可逆性地抑制次黄嘌呤单核苷酸脱氢酶，阻断鸟嘌呤核苷酸的从头合成途径，使鸟嘌呤核苷酸耗竭，进而阻断 DNA 合成，抑制 T 和 B 淋巴细胞增殖，而对大多数非淋巴细胞则无抑制作用，减少了对肝、肾、骨髓的不良反应。此外，MPA 还可阻断细胞毒性 T 淋巴细胞的产生并抑制抗体生成，下调淋巴细胞黏附因子的表达，抑制淋巴细胞在慢性炎症部位的聚集，抑制导致神经纤维脱髓鞘的一氧化氮合成酶的表达。

（2）吗替麦考酚酯在 NMOSD 中应用。NMO-IgG 的发现提示，NMOSD 是 B 细胞介导的、体液免疫为主的疾病。MMF 通过抑制 T 淋巴细胞从而抑制 B 细胞分泌 NMO-IgG 抗体。

在一项前瞻性研究中，24 例 NMOSD 患者（7 例首次治疗）口服 MMF（平均剂量 2000 mg/d），28 个月后 79% 的患者坚持用药，治疗后年复发率（annual relapse rate，ARR）较治疗前显著降低，79% 的患者复发率降低，EDSS 评分由治疗前的 6.0 降至 5.5，91% 的患者 EDSS 评分稳定或降低。大部分患者具有良好的耐受性，25% 的患者在治疗中出现不良反应，包括头痛、便秘等，1 例因白细胞降低而终止治疗，1 例死于 NMOSD 相关的心肺衰竭。

在一项单中心回顾性研究中，90 例 NMOSD 患者使用免疫抑制剂治疗，其中 28 例 MMF 治疗 6 个月以上（1000～2000 mg/d），36% 的患者有 1 次以上复发（共复发 28 次），64% 的无复发，治疗 26 个月后 ARR 显著降低（由 2.61 降至 0.33），87.4% 的患者 ARR 降低。

在一项多中心回顾性研究中，59 例 NMOSD 患者入组，MMF 剂量为 1000～2000 mg/d。MMF 治疗后 ARR 显著下降（由 1.5 降至 1.0），88% 的患者 ARR 降低，60% 的患者无复发，EDSS 评分降低（由 3.0 降至 2.5），

91%的患者 EDSS 评分稳定或降低。其中的 36 例患者首次接受免疫抑制剂治疗，ARR 从 2.2 降至 0.0，EDSS 从 3.0 降至 2.3，在 MFF 治疗 23 个月后，89%的患者 ARR 降低，67%的患者无复发，32 例患者 EDSS 评分稳定或降低。22 例患者在 MMF 治疗前曾以 1 种或多种免疫抑制剂治疗至少 1 个月，在应用 MMF 治疗 19 个月后，ARR 由 1.2 降至 0.1，50%患者无复发，表明既往应用免疫抑制剂对 MMF 疗效无显著影响。

张艳等进行的一项 72 例 NMOSD 患者 MMF 治疗前后的对照研究，患者接受 1000～1500 mg/d 治疗，其中的 44%患者伴随使用糖皮质激素。经过平均 23 个月随访后，ARR 和 EDSS 均显著降低，97%的患者 EDSS 评分稳定或改善。部分患者出现轻微副作用，但无因副作用而退出病例的。该研究表明，无论是单独使用还是联合口服强的松，MMF 在我国的 NMOSD 治疗中有效且安全。

（3）不良反应。MMF 耐受性较好，不良反应少，有自限性，多在停药及减量后可恢复。

A. 胃肠道反应。MMF 口服吸收后迅速分解为酸性代谢产物 MPA，MPA 对胃肠道有刺激作用，症状一般较轻微，主要有恶心、呕吐、腹泻、便秘及消化不良，偶可发生严重不良反应如胆囊炎、出血性胃炎、肠穿孔、胰腺炎及肠梗阻。

B. 骨髓抑制。MMF 选择性抑制 T、B 淋巴细胞，对骨髓的抑制作用较弱，能引起贫血、白细胞减少及血小板减少，其中以贫血和白细胞减少最常见。与硫唑嘌呤相比，它对骨髓的抑制作用较弱。

C. 肿瘤。可发生非黑色素瘤性皮肤肿瘤，且易发生淋巴瘤和淋巴增殖性疾病。不同于硫唑嘌呤和咪唑立宾，MMF 不能够使染色体断裂，对于长期接受 MMF 治疗的患者，淋巴瘤出现的概率则较低。

D. 感染。由于 MMF 对人体自身免疫细胞及抗体的抑制作用，可引起机会性感染。常见的是巨细胞病毒感染，单纯疱疹病毒感染、带状疱疹感染及念珠菌感染也不少见。加用抗感染药物一般能够控制，如较严重应将 MMF 减量或停用。

E. 生殖毒性。妊娠期间使用 MMF 可能增加流产和先天性畸形的风险。根据美国全国移植后妊娠登记处的数据和罗氏公司遍布全球的不良事件报告系统的数据，在妊娠期间使用 MMF 可能会增加妊娠前 3 个月发生流产的风险和先天性畸形的风险，特别是包括兔唇和腭裂在内的外耳和其他面部畸形，以及肢体远端、心脏、食道和肾脏的畸形。因此，对于计划怀孕的妇女，应在停用 MMF 6 个月后考虑怀孕。

F. 肝脏损害。个别患者可以出现一过性谷丙转氨酶升高，如果不伴有黄疸可观察并继续用药，多可以在 2～4 周恢复正常。

综上所述，MMF 是作为一种新型抗代谢类免疫抑制药，在神经免疫疾病中的应用尚处于小规模试验阶段，但可以看出其在神经免疫疾病中的广阔应用前景。虽然现仍缺大样本、高质量的临床循证医学试验证据，且药价昂贵，但相比于其他免疫抑制剂，MMF 具有良好的耐受性及较少的不良反应，使得在对传统免疫治疗无效、不能耐受或疾病反复发作的患者中考虑应用 MMF。今后应通过多中心、随机双盲对照的多种病例研究来观察其远期疗效与安全性，进一步阐明 MMF 在神经免疫疾病治疗中的疗效。

4. NMOSD 生物制剂治疗新进展

NMOSD 具有临床反复发作及发作后残疾叠加的特点，因此，减少复发是治疗的重点。既往研究表明，小剂量激素联合硫唑嘌呤维持治疗可以减少复发。然而，部分患者尽管使用了常规免疫抑制剂，病情仍不能控制。

生物制剂是指用微生物及其代谢产物的有效抗原成分、动物毒素、人或动物的血液或组织等加工而成作为预防、治疗、诊断相应传染病或其他有关疾病的生物制品。与常规免疫抑制剂相比，生物制剂具有治疗直接、起效快等优点，但也有价格昂贵的缺点。近年来，有学者开始进行生物制剂 - 单克隆抗体治疗 NMOSD 的探索。

（1）利妥昔单抗。利妥昔单抗（rituximab，RTX）是第一代通过基因重组技术生产的针对 B 细胞表面 CD20 抗原分子的人 - 鼠嵌合型单克隆抗体，最早批准于治疗非霍奇金淋巴瘤。近年来，RTX 在一些自身免疫性疾病，如类风湿性关节炎、系统性红斑狼疮、重症肌无力、多发性硬化中应用，取得满意效果。RTX 在体内依赖细胞介导的细胞毒性作用及补体介导的细胞毒性作用起效。2005 年，Cree 等首次报道 8 例难治性 NMOSD 患者接受 RTX 治疗，平均随访 12 个月后，6 例无复发、1 例轻微脊髓炎复发；与治疗前相比，治疗后复发率显著下降，神经功能障碍明显好转，而且耐受良好。

目前，有两种 RTX 用药方案：①RTX，每次 375 mg/m^2（体表面积），每周 1 次，连用 4 周；②RTX，剂量为每次 1000 mg，共用 2 次，间隔 2 周。首次治疗后每隔 2～3 个月进行 1 次外周血 CD19$^+$ B 细胞检测，如果 CD19$^+$ B 细胞可以被检测到则需要再次接受 RTX 治疗。一般来说，在进行

RTX 的第二个疗程治疗后，CD19$^+$ B 细胞就可检测不出，而且 B 细胞被消耗的状态可持续 6～12 个月。在复发的急性期可以使用糖皮质激素冲击治疗，其他的免疫抑制剂，如硫唑嘌呤，在开始接受 RTX 后均应停止使用，而口服的激素应该在 RTX 第二次使用后的 1 个月内逐渐减量。如果在 RTX 治疗前未使用过吗替麦考酚酯和血浆交换，那么 RTX 的治疗频率应增加（每 6 个月 1 次），同时进行规律的 CD19$^+$ B 细胞检测，以防复发。

NMOSD 患者对 RTX 治疗耐受良好，首次静滴时可能会出现寒战、低血压、头晕、呼吸困难、头疼、发热、咽部刺激感等，可以通过减慢滴速或者在治疗前提前给予苯海拉明或对乙酰氨基酚预防。常见的副作用主要是感染，曾被报道的感染有带状疱疹、泌尿系感染、呼吸道感染等。在治疗之前一定要进行血细胞计数、肝功能检查、电解质、血尿素氮、血肌酐、肝炎抗体、结核菌素皮试、心电图、超声心动图检查，并在治疗过程中进行严密观察。

目前，RTX 治疗 NMOSD 的剂量都是参考其治疗 B 细胞淋巴瘤的剂量，基于两种疾病的治疗目标不一样，且 RTX 在我国费用昂贵，因此，研究者试图探讨用小剂量 RTX 治疗 NMOSD 是否有效。2013 年，Yang 等运用小剂量 RTX（每次 100 mg，每周 1 次，连续 3 次）治疗了 5 例中国 NMOSD 患者，随后再根据外周血 B 细胞计数情况额外增加相同剂量的 RTX 治疗，并随访 1 年，结果患者均没有再出现复发而且神经功能稳定或有改善，因此，笔者认为，治疗我国 NMOSD 患者，对于其清除 B 细胞、维持低水平 B 细胞计数、阻止复发，使用较低剂量的 RTX 是足够的。

然而，目前的 RTX 治疗也存在问题。①用 RTX 治疗也有失败的病例，尽管使用 RTX 后患者体内 B 细胞已经基本被清除，但仍有 20% 的患者会复发，有的复发还出现在 RTX 治疗开始后 1 周内。分析 RTX 治疗失败的原因包括：RTX 作用主要在于 CD20$^+$ B 细胞，而其他 B 细胞却被漏掉了，它只是缓解了或者说是间接影响了抗体的产生，因此，部分患者对 RTX 效果不佳。同时，也有研究发现在 RTX 给药后早期 AQP4-IgG 会出现短暂上升，这可能也是使用 RTX 治疗患者早期复发的原因之一。②B 细胞清除剂的后续治疗存在很大争议，有推荐每间隔 6～9 个月给药 1 次的，或者在临床复发后再给药，或检测到外周血 CD19$^+$ B 细胞（>1%）时给药。RTX 治疗的疗效与 B 细胞清除的程度密切相关，因此需要规律检测患者外周血 B 细胞水平，一般推荐每 2～3 个月检测 1 次。

（2）托珠单抗。白介素 6（IL-6）是一种促炎细胞因子，由多种淋巴细胞（包括 B 和 T 细胞）产生。近期研究表明，NMOSD 患者在病情加重时，其血液和脑脊液中的 IL-6 水平也相应提高，而且刺激 $CD19^{int}CD27^{high}$ $CD38^{high}CD180^{-}$ 产生更多的 AQP4 抗体。因此，IL-6 可以作为 NMOSD 治疗的靶点。

托珠单抗（tocilizumab，TCZ）为重组人源化抗人 IL-6 受体单克隆抗体，特异性地与可溶性及膜性 IL-6 受体结合阻断信号传导，从而抑制 IL-6 活性，目前在类风湿关节炎的治疗中广泛使用。TCZ 使用方法为静脉注射 8 mg/kg，每月 1 次，连续 24 个月。

2013 年，Bernd 等首次报道一例经大剂量激素、血浆交换、米托蒽醌、利妥昔单抗及阿伦单抗治疗均无效的 NMOSD 患者，使用 TCZ 治疗后病情改善。同年，Ayzenberg 等报道了 3 例 NMOSD，经过不同的免疫抑制剂及 1～3 个疗程的 RTX 治疗仍每年平均复发 3 次，而经 TCZ 治疗后平均 ARR 降至 0.6。这些研究提示，NMOSD 个体对 RTX 无效者，可能对 TCZ 有效。TCZ 治疗有效的机制在于它是作用于 IL-6 依赖的炎性反应，包括 $CD20^{+}$ 的浆母细胞、致病性 T 细胞、调节性 T 细胞。

此外，2014 年 Araki 等研究发现，TCZ 不仅可以有效降低 NMOSD 复发，而且对 NMOSD 患者合并的神经性疼痛及疲劳改善有显著效果。神经性疼痛是 NMOSD 最常见的并发症之一，严重影响患者生活质量，目前使用抗癫痫药物治疗后部分患者仍无改善。TCZ 可能是通过类风湿关节炎缓解关节痛的机制减轻神经性疼痛。

（3）依库珠单抗。依库珠单抗（eculizumab）是一种与补体蛋白 C5 特异性结合的人源化单抗。2013 年，Sean J·Pittock 等在一个单组、标签公开、为期 12 个月的临床实验中，纳入了 14 例 NMOSD 活动期患者，使用方法为初始 4 周内，每周静脉使用依库珠单抗 600 mg，在第五周时给予 900 mg，之后 48 周内，每 2 周给予 900 mg。结果显示在依库珠单抗治疗期间，患者的 ARR 有明显减低，EDSS 评分有所改善或者保持稳定。其治疗机理可能是依库珠单抗可减少 CSF 中游离 C5 的浓度，从而达到抑制复发的作用，而不是维持疾病的缓解状态。

（4）奥瑞珠单抗。奥瑞珠单抗（ocrelizumab）是一种完全人源化抗 CD20 单克隆抗体，与利妥昔单抗相比，有更高的抗体依赖细胞的细胞毒性，目前尚无在 NMOSD 使用的报道。

（5）其他单抗药物。那他珠单抗（natalizumab），作用靶点为整合素 α4，对于治疗 NMOSD 是无效的，甚至会加重病情。分析其治疗失败的原因，可能是因为那他珠单抗阻止 T 细胞和 B 细胞到 CNS 的迁移，并导致了外周淋巴细胞亚群的重新分配。在那他珠单抗治疗后，脑脊液中 CD19$^+$ B 细胞和 CD138$^+$ 浆细胞会减少至少持续 6 个月。而在外周，成熟的 CD19$^+$ B 细胞数目会在治疗 1 个月后增长 3 倍。另外，CD138$^+$ 浆细胞水平，尤其是不成熟的 CD19$^+$CD10$^+$ B细胞在外周血中也是升高的。研究者猜测导致患者在使用那他珠单抗治疗后病情无好转，甚至加重的原因可能就是外周 CD138$^+$ 浆细胞水平升高，并由此导致了循环中 AQP4 抗体增加。

阿伦单抗（alemtuzumab）是抗 CD52 人源化单克隆抗体，可消耗淋巴细胞和单核细胞。Jeffrey 等报道了 1 个病例，1 名 61 岁的女性 NMOSD 患者，在最初使用阿伦单抗的 19 个月内，没有出现临床复发，也没有在影像学检查上发现强化的病灶，但是，却出现了越来越严重的难治性恶心、呕吐，并导致体重减轻 27 kg，最终于使用阿伦单抗 20 个月后死亡，但经尸体解剖却发现急性、亚急性、慢性的脱髓鞘病灶，病灶有显著的巨噬细胞浸润，但缺少淋巴细胞。学者分析，随着阿伦单抗的治疗，也许在体内出现了持续的免疫反应，组织受到了破坏，但在影像学上没有增强表现。学者推测临床复发的中止、影像学上病灶的不强化及尸解时发现淋巴细胞缺乏，均提示阿伦单抗使适当的免疫反应受到了抑制。

阿达木单抗（adalimumab）是全人源肿瘤坏死因子，目前尚没有其治疗 NMOSD 的报道。

（6）儿童 NMOSD 的单抗治疗。AQP4 抗体阳性的儿童 NMOSD 易复发，而常规免疫抑制剂疗效有限，近年来已有 RTX 治疗儿童 NMOSD 的报道。2011 年，Mahmood 等报道使用 RTX 治疗 2 例 NMOSD 患儿，其症状改善，复发减少。2014 年，Longoni 等回顾性分析了5 例NMOSD 患儿，结果发现 RTX 治疗后复发减少，神经功能和 MRI 好转。

生物制剂在风湿疾病、血液疾病等已被较为广泛使用，而在神经免疫系统疾病的应用不多。NMOSD 患者对利妥昔单抗、托珠单抗等都耐受良好，但均存在感染等副作用。生物制剂在 NMOSD 的应用有很大前景，尤其是对常规免疫抑制治疗疗效不好的患者，早期使用生物制剂能有效地减少 NMOSD 复发，缓解神经功能障碍，相信不久的将来生物制剂会成为治疗 NMOSD 的重要的治疗方法。

5. 值得期待的治疗视神经脊髓炎的新技术

传统的治疗方法如激素和免疫抑制剂治疗视神经脊髓炎的效果尚不令

人满意，但随着一些新技术和新疗法的出现，大部分 NMOSD 患者可以达到临床缓解并减少复发，使得 NMOSD 成为可治性强且预后较好的疾病。

（1）血浆置换可作为 NMOSD 急性期的补救治疗。血浆置换是将患者的血液引入一个血浆置换装置，将分离出的血浆弃去，补充一定的新鲜血浆或者代用品，如 4% 人血清白蛋白、林格氏液等，以清除患者体内的各种代谢毒素和致病因子，从而达到治疗目的。血浆置换可以快速有效地清除疾病相关性因子，如抗体、免疫复合物、细胞因子等，被应用于多种神经系统自身免疫性疾病，包括急性吉兰 - 巴雷综合征（Guillain Barre Syndrome，GBS）、慢性炎性脱髓鞘性多发性神经根神经病（chronic inflammatory demyelinating polyradiculoneuropathy，CIDP）、重症肌无力、自身免疫性脑炎等。

由于血浆置换操作复杂及其有创性特点，目前关于血浆置换治疗视 NMOSD 的研究多为小规模研究，但这些研究均指出对于部分首次大剂量激素治疗无效或效果不明显的患者，可尝试血浆置换治疗，作为补救治疗，也可作为激素添加治疗措施。我们观察到视神经脊髓炎急性发作或复发后 1 个月内应用血浆置换治疗的疗效较好。然而，因其操作的复杂性和有创性，加之价格较激素昂贵，并非所有医院均能进行血浆置换或将其作为首选治疗措施，绝大多数患者还是首先采用大剂量激素冲击治疗，待效果不佳才会考虑其他治疗；如果错过血浆置换最佳治疗时间窗，3 个月内应用血浆置换仍可使部分患者获得不同程度的疗效。

此外，我们建议对于复发症状较为严重的患者（尤其是严重的脊髓炎患者），如有条件应尽早启用血浆置换，或与大剂量激素冲击联合应用，以免延误最佳治疗时间，影响功能恢复。

血浆置换虽为有创性治疗措施，但相对安全，不良反应多较轻微且为可逆性的，较为常见的不良反应包括置管处感染、血栓、过敏、一过性低血压、血细胞降低及低免疫球蛋白血症等。这些不良反应往往在停止血浆置换后数天内即可自行恢复，少数需要药物处理及严密监护。

（2）免疫吸附。免疫吸附（immunoadsorption，IA）疗法是近年来发展的一种血液净化技术，是将高度特异性的抗原、抗体或有特定物理化学亲和力的物质（配体）与吸附材料（载体）结合制成吸附剂（柱），选择性或特异地清除血液中的致病因子，从而达到净化血液，缓解病情的目的（图 5 - 1）。

近年来，免疫吸附在治疗多种神经系统疾病方面均显示出良好的效果，被认为是血浆置换的代替方法。与血浆置换需要用血制品（如新鲜冷冻血浆或蛋白）作为替换液体不同，免疫吸附是一种以生物亲和力或物理化学结合力为作用机制、不需要替换液体的血液净化技术。NMOSD 是一类免疫介导、以视神经和脊髓受累为主的中枢神经系统炎性脱髓鞘疾病。由于 NMOSD 致抗体和免疫吸附清除抗体的作用均已明确，因此，免疫吸附在临床上已用于 NMOSD 急性期治疗。随着临床证据的增加，IA 用于 NMOSD 的推荐开始进入相关指南。美国血浆净化协会（The American Society of Apheresis，ASFA）最新发布的 2019 年指南中推荐 IA 用于 NMOSD 急性期或复发的治疗（二线治疗，强推荐，低质量证据）。其推荐方案为：5 次 IA 为 1 疗程，每次处理血浆量为 2.0～2.5 L（一次性吸附柱）或 2.5 倍血浆体积（可再生吸附柱），并建议尽早启动治疗（发病后 5 天内）。

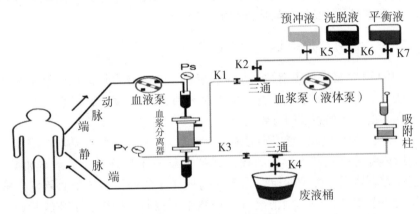

图 5-1　免疫吸附示意

（3）干细胞治疗。间充质干细胞（mesenchymal stem cell，MSC）目前已经在多国被批准用于一些自身免疫性疾病的治疗，并取得良好的效果。在神经系统的炎性脱髓鞘性疾病的治疗中，如治疗多发性硬化的临床试验证实，静脉注射或者鞘内注射 MSC 均可以改善多发性硬化患者的临床症状，延缓患者的残疾发生，且未发现严重的不良反应。一项观察 MSC 改善多发性硬化患者视神经功能的临床研究发现，MSC 可以有效提高患者的视力，MRI 中视神经的区域经治疗后有所扩大，视觉诱发电位的波幅也有所增高。

研究显示，MSC 为多能干细胞，可以分化为多种类型的细胞，此外，MSC 还具有免疫调节、营养神经的双重作用，这些特性决定了 MSC 是治疗神经免疫性疾病的理想细胞来源。与国内同行的合作，开展了 hP-MSC 治疗

NMOSD 的试验性临床研究，招募了 5 例 NMOSD 患者，在服用原药物的基础上静脉注射 hP-MSC，随访观察 1 年。1 年后评估复发情况和 EDSS 评分，我们发现相比于单纯服用药物治疗，患者注射 hP-MSC 后复发的频率明显下降，其中的 4 例患者 1 年内无复发，有 3 例患者的 EDSS 评分有所下降，这显示出了 hP-MSC 治疗 NMOSD 的潜力。

6. NMOSD 是否可以预防？

对于 NMOSD 这个疾病是否可以预防这个问题，应该从两个层面考虑：①对于尚未发生 NMOSD 的患者，目前没有证据提示可以通过饮食或生活习惯来预防发生本病；②对于已经确诊为 NMOSD 的患者，最主要的是可以通过免疫治疗来预防将来可能发生的复发，也就能够推迟或预防视觉和身体运动、感觉方面的功能障碍或残疾的发生。

7. 注意识别 NMOSD 的"假复发"

NMOSD 是复发性中枢神经系统脱髓鞘疾病，复发期需积极给予激素等治疗快速缓解症状。然而，并非每次症状加重均为复发，而盲目给予大剂量激素冲击，增加患者的身体负担。

因此，临床上需注意识别假复发（症状波动）。假复发是指在感染或其他导致体温升高的状态、压力较大或疲劳状态下出现神经系统异常症状，但查体无新体征，影像学检查无客观病灶存在的证据。典型假复发症状一般持续小于 24 h，但个别情况下（如感染未控制、持续处于高温状态、长时间压力较大和长期睡眠剥夺等），也可持续超过 24 h。

因此，对于出现症状波动，需尽快就医，由专科医生进行全面的体格检查，并完善影像学检查，若无新的病灶症状，即可判定为"假复发"。若不能及时就医，治疗上没必要给予大剂量激素等急性期冲击治疗，应积极消除引起假复发的诱因，可适当增加原有激素用量，并配合维生素 B_{12} 等营养神经治疗，条件允许可应用硫辛酸、依达拉奉等具有抗炎、清除自由基作用的药物。

第六章 症状管理

一、疲劳与疼痛

1. 疲劳

NMOSD 患者经常会有"极度的疲劳让我没有精力做任何事"的劳累、虚弱的感觉。疲劳是某些 NMOSD 患者的主要症状之一，这种疲劳是一种没有诱因的极度疲劳，疲劳程度在一天或者一周中会不断改变，在不经意间影响日常活动。疲劳的产生可能与起病、复发、睡眠障碍、情绪低落、用药等多种因素相关。

NMOSD 患者的疲劳通常表现为：①通常每天都会感到疲劳；②疲劳的情况在一天中越晚越明显；③通常比一般的疲劳更严重；④湿热时疲劳情形更加严重；⑤容易或者突然产生疲劳感；⑥影响到日常作息。

疲劳严重影响 NMOSD 患者的生活，那么，如何改变疲劳状态呢？

（1）休息。当觉得疲劳时放心休息，进行日常活动的一个关键点就是在觉得精力耗尽之前及时休息。

（2）保持良好规律的作息。尽可能拥有一个好的睡眠，如果受到疼痛或其他症状持续影响睡眠超过 1 周，请及时向医生求助。此外，药物、音乐及其他方法可能有助于提高睡眠质量。

（3）日常活动。学会每天规划日常生活，可能需要帮助的地方可选用辅助器具或求助他人。多与他人交流，可以获得更多的帮助。

（4）享受生活、注重当下。记录想做和喜欢做的事，并集中注意力完成。

（5）与家人和朋友充分沟通。家人朋友的支持和陪伴有助于分担压力及保持健康心态。

为了应对疲劳，医生可能会建议调整工作时间或者停止某些治疗。如果疲劳总是出现在一些特定的时间段或者特定的动作时，将其记录下来，并与医生充分沟通。

2. 疼痛

疼痛也是 NMOSD 患者的常见症状之一。可能表现为压迫痛、刺痛、灼烧痛等症状，也有患者可能出现发热、潮热、胸闷等。不同患者经历各异，但都让人感到恐惧和烦恼。

导致疼痛的原因很多。当某块肌肉乏力时，可能会因过度使用其他肌肉而引发疼痛。神经损伤也可引起疼痛，这又称之为"神经痛"。

应对方法为：根据疼痛的原因和程度，医生可能会建议服用一些非处方药或者镇痛药，也通过适当的运动、按摩疗法、认知行为疗法等方式让疼痛得以放松和缓解。

二、运动与视力障碍

1. 运动障碍

日常生活中看似简单的动作，其实是多个身体机能的共同协调，是一项非常复杂的活动。NMOSD 可能引发运动障碍导致患者平衡受损、肌肉僵硬和痉挛、肌肉震颤等问题，使患者运动能力下降、日常活动受限。

（1）平衡受损。NMOSD 的很多症状会造成平衡能力下降，从而引发僵硬、痉挛、震颤、乏力等一系列症状，这些症状会对身体造成伤害致使独立活动性下降。

（2）肌肉僵硬。肌肉僵硬的具体表现与僵硬肌肉的部位相关。它可能影响某些精细复杂的动作，诸如行走这类大幅度的动作也可能因此受限。

（3）肌肉痉挛。即肌肉不受控制地抽搐，痉挛可反复出现，可能引起疼痛，也可能出现在夜间，影响睡眠。

（4）肌肉震颤。肌肉震颤是指肌肉不受控制地颤动或抖动。症状可能反复发生，也可能毫无规律地出现。很多患者表示震颤常在活动时出现，如伸手拿东西时，越靠近物体，震颤程度越严重。

（5）肌肉乏力。NMOSD 也会使肌肉乏力，令人难以移动肢体。腿部肌肉乏力会使人行走困难，容易摔倒，其他肌肉也可能有乏力现象。

如何管理运动功能障碍？

（1）可以根据个人需求，通过多种方式进行管理，在尝试不同的症状管理方法之前，最好先咨询医生。

（2）物理疗法。通过物理方式进行治疗，如按摩和运动。

（3）专业疗法。通过特定的活动帮助运动恢复。

（4）冷冻疗法。利用低温帮助治疗。

此外，还有很多医疗器械可以帮助改善运动功能，请及时与医生或物理治疗师充分沟通，以做出合适的选择。

2. 视力障碍

视力障碍是 NMOSD 最常见也是大部分患者最早出现的症状。视神经炎通常损害一只眼睛，致使患者视力下降、视物不清，少数情况下可能同时损害双眼。常见的临床表现包括：①在视野中心出现盲点或视物模糊；②色彩变浅、变暗；③转动眼睛的时候有闪光；④咽部疼痛，尤其是在转动眼睛的时候。

视神经脊髓炎还会给眼球活动造成障碍，造成复视，同时可能出现恶心、头晕以及运动协调受损等和平衡功能相关的症状。

如何管理视力障碍？

视神经炎和眼球活动障碍都是由炎症反应引起的，随着炎症反应的减弱，这些症状可能会消失，所以有时并不需要治疗。如果症状加重，医生会使用类固醇药物，这种药物可以帮助尽快恢复。复视的症状，可以通过佩戴独眼眼罩或佩戴特殊的眼镜进行改善。如果有眼球不自主转动的症状，医生会提供一些减轻症状的方法。

三、吞咽与语言障碍

1. 吞咽障碍

30%～40%的视神经脊髓炎患者可能出现吞咽困难的症状，主要表现包括：①咀嚼困难；②食物卡在喉咙难以咽下；③感觉食物在食管中下降速度很慢；④进食后食物或液体反流；⑤吃东西时或吃东西后出现咳嗽；⑥唾液增多。

如何管理吞咽困难？

由于吞咽是一个复杂的过程，医护人员会评估是哪个部位异常导致了吞咽困难，并提供相应的解决方法。

（1）吃饭时，保持良好的姿势，吃完后保持 30 min。

（2）在一个放松的氛围中吃饭，这可以使肌肉更好地工作。

（3）精力集中，细嚼慢咽，不要吃得过快。

（4）吃饭过程中适当喝水。

（5）避免边吃饭边说话。

（6）存在吞咽困难时，在医生和护士的指导下选择适合的食物，包括食物种类、性状、温度等。

（7）食用薯片、烤面包等容易掉屑的食物时要小心些。

2. 言语功能障碍

言语功能障碍可能会在某天突然出现、随后消失，也可能在疾病复发期出现。NMOSD 患者的言语障碍通常较为轻微。主要表现包括：①口齿不清或语速变慢；②音量变低；③词与词之间停顿时间长；④难以找到合适的词语表达自己的意思。

咨询医生和护士有助于找到言语功能障碍的原因（如肌肉僵硬或痉挛），他们会教您加强特定肌肉力量的练习方法，以改善下巴、舌头或嘴唇的运动方式，减轻或克服语言功能障碍，或是教您使用更简单的方式表达。您可能需要的一些有用的信息：

（1）在觉得说话困难时，通过使用电子邮件或短信来表达想法。

（2）降低干扰，选择或创造安静的交流环境。

（3）反复表达您的意思。

（4）确保听者足够专心。

（5）尝试使用肢体语言辅助交流。

（6）学会记录，想不起来的词记录下来，过一会儿再回想。

（7）给自己充足的时间，找到合适的词语。

四、排便障碍

NMOSD 可能导致脊髓损伤（横贯性脊髓炎），从而引起膀胱和直肠功能障碍，又称为神经源性膀胱功能障碍和神经源性直肠功能障碍。

1. 膀胱功能障碍

膀胱功能障碍主要有两种表现：①由于膀胱储存尿液的功能下降，患者会出现尿频和尿急等症状；②膀胱排空尿液的功能下降，导致残余尿增多，出现尿频症状。

膀胱功能障碍所致的尿频或尿不尽往往让人羞于启齿，以下是一些有助于改善膀胱功能的方法：

（1）尿常规检查。泌尿道感染也可引发尿频、尿急等一系列症状，这种感染会让包括但不限于膀胱功能障碍的视神经脊髓炎症状变差。因此，出现尿频、尿急等膀胱功能障碍时，需要做尿常规检查排除泌尿道感染的可能性。

（2）多喝水。一方面，喝水有助于稀释膀胱中的尿液，避免尿液浓度增高导致细菌的滋生。另一方面，喝水也能增加排尿量和次数，起到清洁洗涤泌尿系统的作用。逐渐提升饮水量，有助于您更好地适应、养成多喝水的好习惯。

（3）避免咖啡因及酸性食物的摄入，可增加膀胱的控制力。

（4）盆底肌锻炼。排空小便后，可以尝试按以下步骤进行锻炼：①收缩您的骨盆底肌肉 5 s，如果刚开始觉得坚持不了也没关系，可以从只收缩 2～3 s 逐渐锻炼到 5 s。②放松盆底肌肉 10 s。让肌肉充分休息，避免拉伤，数到"10"后再开始下一次重复练习。③重复练习 10 次。如果开始是通过收缩肌肉 5 s，放松 10 s，并重复练习 10 次，这可以被认为是一组盆底肌功能锻炼，而一天内还应做 3～4 组同样的练习。④当坚持收缩肌肉 5 s 可以控制自如时，尝试把时间延长到 10 s，但不需要做更长的时间。一旦达到了 10 s，坚持下去，可以继续做一组 10 s 收缩、10 s 休息的练习，每天 3～4 次。

此外，也可以在物理治疗师或医生的指导下进行一些物理治疗方法如电磁刺激，帮助膀胱功能的恢复。

如果尿频、尿不尽等膀胱功能障碍已经严重影响到生活，也可以通过以下方法来改善：①准备成人纸尿裤；②在医护人员帮助下，放置尿管；③咨询医护人员，他们会提供一些治疗方案或是开具药物来帮助缓解膀胱功能障碍。

2. 直肠功能障碍

直肠功能障碍主要表现为便秘或大便失禁，以便秘最为常见。

以下是一些帮助缓解直肠功能障碍的方法：

（1）摄入足够的水分。每天喝 6～8 杯水，充足的水分有助于缓解或预防便秘。

（2）均衡饮食。每天至少摄入5种及以上蔬果及大量纤维素。谷物、水果（无花果、西梅等）、蔬菜、坚果等食物也能一定程度缓解轻中度便秘。

（3）保持运动锻炼。虽然乏力和运动功能障碍等症状会影响运动，但仍需要进行一定量的锻炼以缓解或预防便秘。

（4）养成定时如厕的习惯。通常早餐后20～30 min是最佳的排泄时间。患者也可以自行选定一个合适的时间。如厕时，尽量让自己放松，保持正常的呼吸，屏气或过于紧张都会使如厕变得困难。

（5）留心使用的药物。某些对症治疗NMOSD患者的药物可能出现便秘等副作用，咨询医生帮助合理用药，缓解便秘的问题。

这些方法有助于患者更从容地面对日常生活。同时，患者也应该主动向医生或护士提及这些症状，他们能更好地帮助患者找到合适的方法去管理症状。

3. 性功能障碍

NMOSD导致性欲下降、性体验下降等问题会影响患者的性生活。性功能障碍也可能是由NMOSD的其他症状间接所致，例如疲乏和抑郁，也可能会导致性欲低下和性功能障碍。

由于性功能障碍非常私密，患者往往不愿意主动提及，但这些症状会影响到患者和伴侣的关系。如果出现这些症状，可以尝试以下方法来帮助自己：

（1）记录感受。这样有助于患者与伴侣进行沟通，发现问题所在。想想哪些身体症状影响了性体验，以及当想起NMOSD和性生活时的感受如何。

（2）自我调整，自我照护。很多患者认为NMOSD让他们失去了魅力。魅力往往来自内在的自信，通过自我调整，我们往往能重拾这种自信。均衡饮食、规律锻炼、参与休闲活动，以及花点时间打理自己的外表等都是调整自我的良好选择。

（3）学习相关知识。人们对性功能障碍的认知存在很多误区。患者可以浏览一些主题为亲密关系的书籍或视频，学习沟通的技巧。

（4）沟通。患者与伴侣交流其感受和焦虑的事情，能帮助他们更清晰地了解彼此的感受、发现NMOSD对他们的关系造成的影响。定期沟通能让患者与伴侣之间的关系更加紧密，从而解决让患者担忧的问题。

同时，也需要向专业医生和护士咨询，他们会提供一些治疗方案。

五、认知与情绪障碍

1. 情绪障碍

视神经脊髓炎会影响某些特定的神经信号传导，从而引起情绪变化，影响心理健康。同时，研究表明 NMOSD 患者焦虑抑郁的比例明显高于普通人群。因此，我们需要重视 NMOSD 引起的情绪变化。常见的情绪障碍表现包括：①情绪波动；②自尊受损；③抑郁或焦虑。

对于可能会面临的情绪障碍，如抑郁、压抑、焦虑或其他负面情绪，应主动向医生或专科护士提及，这样他们才能帮助患者更好地解决问题。以下是一些常见的治疗方法：

（1）认知行为治疗法。帮助患者认识到特定的情境会如何影响认知和感受。这种方法可帮助患者运用一些策略和窍门去适应新的思维方式。下面是一些自我进行认知行为疗法的方法：

A. 认清当下的情绪。解决情绪问题的第一步，是找出令患者沮丧、焦虑等负面情绪的真正原因。也许患者担心患病后的生活，也许患者正被症状所困扰，或是害怕因病被社会拒绝。不妨问问自己到底在烦恼什么？

B. 保持记录。通过写日记或是录音的方式记下感想，有助于找出在无意识情况下经常告诉自己的破坏性想法。跳出自己的视角，定期重读这些记录，想象如果是好友遇到了这些问题，会给他什么样的建议？

C. 找出情绪诱因。想想什么情况最有可能使自己感到焦虑、不安，在经历这些时，感觉和心理状况如何？这些能帮助找到激发负面情绪的诱因，从而打破情绪的恶性循环。

（2）冥想。

A. 找一个舒适的环境坐下或躺下，放松并闭上眼睛，细心聆听周围的声音。

B. 感受自己的呼吸，是浅还是深？

C. 逐渐减缓呼吸频率，把呼吸变得长且慢。深吸一口气，短暂地屏住，然后慢慢呼出。将注意力更多地放在这个呼吸动作上。

D. 当感到放松时，想一件正困扰自己的事。想一下，这件事的原因是什么，是什么让这件事变得糟糕。如果可以，想一下怎么做可以改善这件事。是否需要他人的帮助？如果需要，这个人是谁？

E. 在脑海中将事情可能的解决方案列一个简要计划，然后从思考中抽离出来。让注意力重新回到身体上。待身体放松后，重新关注呼吸。

F. 当上述步骤都做完了，睁开眼睛。

（3）倾诉。与别人深入交谈，有助于更全面、更合理地看待事情，应对各种状况。您可以和自己的朋友、家人或是 NMOSD 的病友等去交谈，倾诉也是一种很好的放松方式。

2. 认知障碍

NMOSD 可能引起一些与思考、记忆力和注意力相关的问题，这些问题统称为认知障碍。认知功能下降是正常衰老的特征之一，但在 NMOSD 患者中，近一半的患者会更早地面临认知相关的问题。

认知障碍会带来一系列问题，包括：①难以完成某项特定的工作；②难以参加群组讨论；③理解力下降；④难以做出决定。

可以通过一些简单易行的方发来应对认知障碍，例如，养成把重要的事情记录下来的习惯，以避免遗忘；或者在一些日常工作中给自己预留比以往更加充足的时间。同时，还可以向医生和专科护士咨询获取帮助，他们也会给一些实用的建议或训练方法。

可以采取以下方法来管理：

（1）多休息。如果发现注意力下降，可以多休息，但每次休息时间不宜太长。

（2）难易度排序。先从难度高的事情开始，因为这些工作需要更好地集中注意力去完成，把低难度的工作留到最后。

（3）尝试冥想。冥想可以让人放松身心、理清情绪。

（4）保持脑活力。让自己去尝试更多不同的任务，包括阅读和与朋友聚会。

（5）锻炼记忆力。寻找一项自己感兴趣的爱好，尝试去学习相关技能，有助于改善记忆力和保持思维敏捷。

第七章　护　　理

一、饮食与营养

饮食是 NMOSD 治疗方案的重要组成部分之一。如果饮食得当，营养供给合理且充分，能帮助您更好地提高免疫力，促进疾病康复并降低复发风险。NMOSD 患者的饮食并不是为了治疗疾病专门设计的特别饮食方案，它不是可望而不可即、难以做到的，而是营养均衡且有一定规律的饮食原则。有了这个原则，每个 NMOSD 患者都能够做到"食来运转"，尽享美好生活。

医生在病房时经常被问及"我不能吃什么？应该吃些什么"，病友间也会讨论"NMOSD 患者不能喝牛奶，不能吃肉""多吃肉才会有营养""不能吃海鲜"……那么，NMOSD 患者真的有那么多饮食禁忌吗？牛奶真的会导致复发吗？

饮食与 NMOSD 之间的关系，主要是通过影响身体的免疫力影响病程的发展或复发。因此，我们建议您，合理饮食，注意营养素的均衡摄入。健康均衡的饮食搭配对身体有很多好处，包括保持健康体重、减少疲乏感、维持正常的肠道和膀胱功能、降低患皮肤病的风险、维持骨骼健康强壮、维持口腔健康、提升肌肉力量和运动幅度、提升灵活度等。在与 NMOSD 的相处之路上，您需要注意几个方面：

1. 均衡饮食很重要

对于患有任何慢性疾病的人来说，维持一般健康状况非常重要，维持均衡饮食，让身体获取必需的营养素，将有助于实现这一目标。虽然没有特殊的"NMOSD 饮食"，但您吃什么和怎么吃会对您的能量水平、膀胱和肠道功能及整体健康产生影响。为了保证各种营养素的摄入量足够，可遵循以下原则：

（1）选择多种营养丰富的食物和饮品。

（2）限制饱和脂肪酸、反式脂肪酸、胆固醇、多糖、盐和酒精摄入。

（3）摄入大量的蔬菜和水果。

（4）每天摄入多种类蔬菜和水果。

（5）除非有特殊限制，每天进食 3 种或以上的全谷物制品。

（6）进食富含纤维素的食物。

（7）限制盐的摄入量。

（8）饱和脂肪摄入量应少于总热量的 10%。

（9）脂肪摄入总量占所需总热量的 20%～35%。

根据《中国居民平衡膳食指南（2016）》推荐，合理膳食应包括：①食物多样，谷物为主，粗细搭配；②多吃蔬菜水果和薯类；③每天吃奶类、大豆或豆制品；④常吃适量的鱼、禽、蛋和瘦肉；⑤减少烹调油用量，吃清淡少盐膳食；⑥食不过量，天天运动，保持体重；⑦三餐分配合理，零食要适当；⑧每天足量饮水，合理选择饮料；⑨吃新鲜卫生食物（图 7-1）。

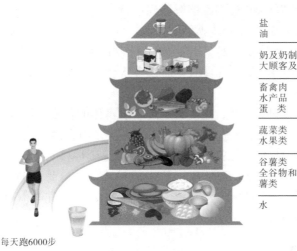

盐	<6 g
油	25～30 g
奶及奶制品	300 g
大顾客及坚果类	25～35 g
畜禽肉	40～75 g
水产品	40～75 g
蛋 类	40～50 g
蔬菜类	300～500 g
水果类	200～350 g
谷薯类	250～400 g
全谷物和杂豆	50～150 g
薯类	50～100 g
水	1500～1700 mL

每天跑6000步

图 7-1　中国居民平衡膳食宝塔（2016 年）

2. 保持免疫系统的平衡

想要保持自身免疫系统的健康和平衡，有几点建议：

（1）如果血液中维生素 D 水平较低，请遵循医生的建议，摄入足量的维生素 D。

（2）增加 ω-3 脂肪酸的摄入，包括：深海脂质鱼类（如三文鱼）、健康油脂（橄榄油、红花油）等。

（3）维持或适当增加 ω-6 脂肪酸摄入。

（4）减少饱和脂肪酸的摄入。

（5）若 ω-3 和 ω-6 脂肪酸摄入增加，适当增加维生素 E 的摄入。

3. 避免不利健康的保健品

随着生活水平的提高，全民保健意识逐渐增强，市面上保健品层出不穷。NMOSD 患者应该避免或小心容易激发免疫系统应激反应、引起强烈副作用或药物间相互作用的保健品。在选择任何保健品之前，请咨询医生或营养科。

NMOSD 饮食并没有特殊的禁忌，以下几点饮食注意事项有助于您在食物的选择上做有效参考：

（1）肉类。以鱼肉、禽肉（如鸡肉、鸭肉等）等白肉为宜。

（2）奶制品。牛奶的选择以脱脂牛奶为宜。此外，有研究表明，新鲜发酵酸奶中益生菌有助于调节肠道菌群，有助于 NMOSD 症状的缓解。

（3）蔬果。可多摄入颜色鲜艳、富含维生素的蔬菜和水果（如甜椒、胡萝卜、木耳等）。

（4）谷物。以大米、小米、玉米、燕麦等全谷类食物为宜。

（5）其他。减少工业食品（如方便面、罐头、火腿肠等）和碳酸饮料的摄入。

4. 活学活用——饮食推荐

（1）方案一（表 7 - 1）。

表 7 - 1　饮食安排方案一

时间	食品
早餐 7：30	（1）杂面发糕：面粉 50 g，黑米面 25 g。 （2）鸡蛋 1 个。 （3）番茄 100 g。 （4）脱脂牛奶/豆浆：200 mL。 （5）少咸菜、酱豆腐

续表 7 - 1

时间	食品
加餐 10：00	水果 150～200 g
午餐 12：00	（1）红豆米饭：大米 70 g，红小豆 25 g。 （2）炝西兰花：西兰花 250 g，植物油 4 g。 （3）胡萝卜丝炒肉：胡萝卜 50 g，瘦肉 100 g，植物油 4 g
加餐 16：30	原味或无味酸奶 150 g
晚餐 18：30	（1）馒头：面粉 100 g。 （2）洋葱炒木耳：洋葱 100 g，瘦肉 25 g，木耳 10 g，植物油 4 g。 （3）腐竹拌黄瓜：腐竹 10 g，黄瓜 200 g，香油 3 g

（2）方案二（表 7 - 2）。

表 7 - 1　饮食安排方案二

时间	食品
早餐 7：30	（1）窝头或馒头：面粉 50 g，玉米面 25 g。 （2）蛋丝拌芹菜：芹菜 150 g，鸡蛋 1 个，香油 4 g。 （3）脱脂牛奶/豆浆：200 mL。 （4）少咸菜、酱豆腐
加餐 10：00	水果 150～200 g
午餐 12：00	（1）米饭：大米 100 g，适当搭配粗粮。 （2）香菇油菜：香菇 100 g，油菜 100 g，植物油 4 g。 （3）扁豆烧肉：扁豆 100 g，鸡肉 50 g，植物油 4 g
加餐 16：30	原味或无味酸奶 150 g
晚餐 18：30	（1）花卷：面粉 100 g。 （2）茭白烧肉：茭白 150 g，瘦肉 25 g，植物油 4 g。 （3）烧圆白菜：豆腐丝 50 g，圆白菜 150 g，植物油 4 g

（3）方案三（表7-3）。

表7-1　饮食安排方案三

时间	食品
早餐7：30	（1）花卷：面粉70 g。 （2）苦瓜拌木耳：苦瓜50 g，黑木耳25 g，香油4 g。 （3）鸡蛋1个。 （4）脱脂牛奶/豆浆：200 mL。 （5）少咸菜、酱豆腐
加餐10：00	水果150～200 g
午餐12：00	（1）燕麦饭：大米75 g，燕麦25 g。 （2）肉末茄子：茄子100g，瘦肉25 g，植物油4 g。 （3）清蒸鱼：草鱼100 g，植物油4 g
加餐16：30	原味或无味酸奶150 g
晚餐18：30	（1）发面饼：面粉100 g。 （2）鸡肉炖蘑菇：鲜菇50 g，鸡肉100 g，植物油3 g。 （3）炒茼蒿：茼蒿200 g，植物油3 g

若合并有骨质疏松、膀胱与肠道疾病、糖尿病、高血压等问题，请与医生或营养师讨论一套适当的饮食计划。

二、活动与锻炼

适当的锻炼对NMOSD患者进行疾病的控制及管理都有好处。锻炼不仅可以增加肌肉功能、振奋精神、改善乏力等症状，还能让人有一种成就感，帮助提高生活质量。缺乏运动可能会引起便秘等严重的健康问题，或增加压疮发生的危险。不管行动多么不便，NMOSD患者都应该进行一些有规律的锻炼。规律的锻炼和充足的休息是健康生活方式的两个关键部分。

为什么锻炼如此重要？锻炼和均衡饮食一样，可以让您的身体机能保持在最佳水平，甚至阻止一些NMOSD症状的发生。除此之外，还有以下益处：

（1）提高肌肉活力和弹性。

（2）增加活动力和耐受力。

（3）促进膀胱和排便功能。

（4）减少疲劳和忧虑。

（5）促进积极态度和社交活动。

NMOSD 患者可以做什么运动呢？日常活动及锻炼的选择应根据个人的整体健康、症状表现程度、活动局限性及基本情况而定。在开始任何新的运动项目之前，请先与您的医生沟通。

（一）沟通锻炼计划

开始锻炼之前，需要与医生讨论以下内容：

（1）适宜的锻炼方式及应避免的活动。

（2）理想的锻炼强度、频率及放松。

（3）锻炼持续时间及躯体局限性。

（4）转介其他专业人员（如物理治疗师），根据需求制订个体化锻炼方案。

（5）体温管理，高热时疼痛感受会更明显，医生会根据患者的需求推荐不同类型的降温方式或用物。

（二）制订您的锻炼计划

（1）定期锻炼。每周至少进行 3 次锻炼。

（2）逐步加量。锻炼时间由短到长，强度由低到高。

（3）根据自身具体情况选择合适的运动方式，以舒缓的运动为佳，如瑜伽、太极、步行等。

（4）与朋友一起锻炼，有助于增加动力，必要时也能及时获得帮助。

（三）运动的诀窍

在改变生活或是健身方式之前，请先与医生沟通。医护人员会根据实际情况和需求帮助患者找到合适的锻炼方式。这种咨询在长期没有锻炼或是想要加大运动量时尤为必要。以下是一些关于运动的建议：

（1）穿着宽松服装。

（2）保持凉爽舒适的室温（22～24 ℃）。

（3）不要运动过度。如果有疼痛情况出现，请停止运动。

（4）充分热身。轻缓地拉伸肌肉以完成热身，避免在运动中受伤，同时减轻运动后肌肉酸痛问题，突然剧烈的运动会导致僵硬程度恶化。

（5）慢慢地做一些运动量大的运动，在不会产生疼痛的情况下，慢慢增大您的动作幅度，可以稍有拉扯的感觉。

（6）如果身体一侧活动能力比较弱的话，用较强的那一侧引导较弱一侧的动作。康复治疗师或帮助您进行运动的辅助者会帮您做此类活动。

（7）做每一个动作记住保持呼吸平顺，并放松脸部肌肉。做特殊动作时记住不要屏住呼吸，也不要绷紧脸部肌肉。

（8）锻炼的形式。

锻炼的形式有很多种，您可以选择以下锻炼方式：

（1）骑自行车。骑自行车是一项放松而温和的运动。可以选择家附近合适的骑行路线单独骑行，也可以加入骑行组织。简单地在家或者健身房里通过动感单车进行锻炼也是不错的选择。

（2）去健身房。大部分健身房都配有不同的健身器械以适应不同运动者的需求和运动能力。因此，不必为了适应去健身房锻炼而刻意提前进行一番严苛的训练。

（3）户外散步。散步是一种保持健康的好方法，能让您在锻炼的同时呼吸到新鲜空气。邀请亲友和您一起散步，也是一个维持您们关系的良好契机。

（4）在家里锻炼。您可以邀请朋友和您一起跟着网络上的运动或者瑜伽视频进行锻炼。做那些让您感到舒适的事情就可以，不要把自己逼太紧。在开始新运动项目前，记得与您的医生进行沟通。

（5）社交。打听一下社区里是否有适合您参加的业余课程或社团，如太极、瑜伽、唱歌、徒步等。如果您愿意，您可以自己组织成立一个社团，结识更多的朋友。

（四）有益的运动

您可能需要他人的帮助。如果您可以自己行动，您也可以自行做这些伸展运动。请记住，保持动作缓慢，如感觉疼痛请立即停止。

1. 肩膀伸展运动（图7-2A）

起始姿势：躺下来，手臂自然地放在床上，掌心向下。举起手来，使前臂指着天花板。辅助者必须将手放在您的肩膀下固定肩膀，并以另一只手握住您的手腕。

步骤1：手肘不要弯曲，将手举起，指向天花板。

步骤2：让手继续向后，让手臂在头的旁边接触到床或感到阻力为止，持续60 s。

步骤3：回到起始姿势。稍做休息，两只手重复做2～3次。

2. 手肘伸展运动（图7-2B）

起始姿势：躺下来，手臂自然地放两旁，掌心向内。辅助者必须以一手握住你的手腕与手，用另一只手固定手肘关节。

步骤1：慢慢举起手，使手尽量靠近肩膀。手肘关节与上臂必须固定在床上。

步骤2：回到起始姿势。重复同样的动作。两只手臂重复做2～3次。

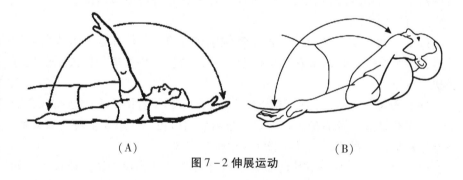

（A） （B）

图7-2 伸展运动

3. 前臂和手腕运动（图7-3A、图7-3B）

起始姿势：躺下来，手臂自然地放在身体两侧，弯曲手肘，让手直指着天花板。辅助者必须一手握住您的手。（图7-3A）

步骤1：尽量让手腕向前弯曲。然后让手腕尽量向后弯曲。回到起始姿势。

步骤2：尽量让手腕向左侧弯曲。然后让手腕尽量向右侧弯曲。回到起

始姿势。（图 7 - 3B）

　　步骤 3：两只手腕重复做 2～3 次。

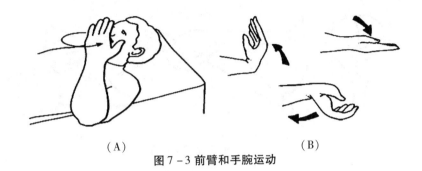

（A）　　　　　　　　　　　　　　　　　（B）

图 7 - 3 前臂和手腕运动

4. 躯干和臀部运动

（1）运动 1（图 7 - 4A）。

　　起始姿势：躺下来，脸朝上。将手臂放在头的下方或放在身体两侧。

　　步骤 1：辅助者必须将您的身体与臀部从一侧伸展到另一侧。目的是伸展躯干和臀部，而不使膝盖碰到床。

　　步骤 2：重复做 2～3 次。

（2）运动 2（图 7 - 4B）。

　　起始姿势：躺下来，脸朝上。两脚并拢。手自然放在腹部。

　　步骤 1：辅助者慢慢将您的膝盖分开。不需要让膝盖完全平放在床上。

　　步骤 2：回到起始姿势。重复做 2～3 次。

（3）运动 3（图 7 - 4C）。

　　起始姿势：躺下来，脸朝上。弯曲膝盖，让手放松地放在头的两侧。

　　步骤 1：辅助者慢慢将您的左膝盖提起，然后再提起右膝盖，将膝盖压向您的胸部。

　　步骤 2：伸展之后先放下一脚，再放下另一脚。一次提起或放下一只脚，避免造成患者与辅助者的背部扭伤。

　　步骤 3：重复做 2～3 次。

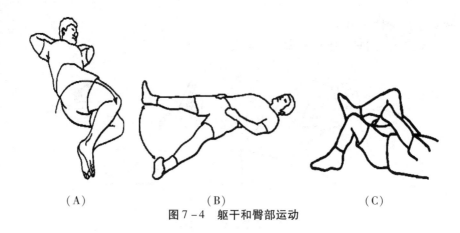

（A） （B） （C）

图 7 – 4 躯干和臀部运动

5. 脚踝与足部运动（图 7 – 5A、图 7 – 5B）

起始姿势：躺下来，脸朝上。弯曲膝盖，让手放松地放在头的两侧。

步骤 1：辅助者微微施力压您前段的脚板（不是脚趾），让脚朝上运动。同时您的脚踝将被向前拉。回到起始姿势。（图 7 – 5A）

步骤 2：辅助者将手滑动到脚的前端（脚趾下方），将脚往前端往下压。同时并用手将您的脚踝朝反方向推。回到起始姿势。（图 7 – 5B）

步骤 3：重复做 2～3 次。

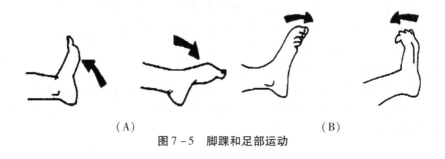

（A） （B）

图 7 – 5 脚踝和足部运动

三、对抗压力

NMOSD 会导致患者的心情和行为方式发生改变。与身体一样，心理也需要得到关注以保持最佳状态。

研究表明，压力会诱发免疫的攻击或导致病情的复发，担心经济状况、健康状况或疾病给家人带来的负担等都会增加 NMOSD 患者的压力。这些压力的反应存在一些共同点：①生理上，包括呼吸变化、肌肉紧张、掌心冒冷汗、慢性疲劳；②情绪上，包括生气、注意力无法集中、焦虑、情绪变化。

了解自己的压力反应并分辨压力与 NMOSD 症状的差异，有助于您辨识压力。在采取行动对抗压力之前，列出所有会让您觉得心烦的事情。

以下方法可以帮助您对抗压力：

（1）以倾诉来缓解压力。和值得信任的朋友、咨询专家或支持团体分享您的想法、感觉与担忧。

（2）将愤怒的情绪表达出来。学着以不责备的方式表达气愤，然后做几次深呼吸来恢复平静。

（3）规律运动。身体状况较好的时候，也比较能够对抗压力。

四、工作生活

患 NMOSD 后，您的工作生活可能因此受到影响。因不同患者的临床症状和表现不一样，NMOSD 对不同患者的影响也因人而异。有些患者只需要微调就可以保持工作状态；而另一些患者则认为不同的症状表现及其严重程度给他们的工作带来了较大的挑战。如果您对患病后的工作生活感到彷徨，不妨听取一些其他 NMOSD 患者的建议和经历。

有些方法可以帮助您适应 NMOSD 给你的工作带来的改变。如果您想为患病后的工作生活做一些调整，以下建议也许能帮助您更容易地做出选择，顺利地完成工作。

（1）适当增加休息时间。很多人认为工作的产出与工作时间成正比。但这种理论对于 NMOSD 患者而言并不适用，长时间的工作可能会增加疲乏感，甚至可能导致疾病的复发。工作间期合理安排一小段休息时间可以减缓疲劳和压力。所以，尽可能空出一段休息时间，让自己好好放松一下。

（2）采用弹性工作制或减少工作时间。平衡好生活和工作可以帮你更好地管理 NMOSD，并且把工作做得更好。选择弹性工作制或适量减少工作时间，不仅能帮您控制 NMOSD 的症状，也能提前预留出充裕的时间定期就诊，减轻压力。

（3）调整工作地点。可以考虑把工位移至距洗手间较近的地方，或是向公司申请一个离办公楼入口更近的车位。若您在使用电脑时感到不便，可以换一个更大屏幕的电脑或者自定义您的键盘布局。

（4）与同事交流。和亲近的同事多沟通，告诉他们您的处境和困难，在您需要帮助时，同事们可以为您提供建议和支持。在您与他人交流过程中，同事们也能提供一些帮助，使交流更为顺畅。

五、合理服药

药物治疗是 NMOSD 最重要的治疗方法，因患者的个体差异及疾病阶段不同，药物的选择及用量有所差别。常见的用药主要包括糖皮质激素、免疫抑制剂等。总体来说，用药中需注意几个事项：

（1）按时、按量服药。激素冲击治疗可加快视神经炎视力的恢复，终止或缩短 NMOSD 的急性发作或恶化。

（2）不得擅自减药、停药，以免造成剧烈的病情反弹或恶化。

（3）副反应观察。用药过程中，观察自己有无头痛、头晕、恶心、呕吐、眼痛、视力下降等不良反应。

（4）自我监测。服药期间，注意监测血压、血糖情况，并注意观察有无溃疡、水肿，以及大便颜色和形状。

许多 NMOSD 患者出院后认为，症状消失了，意味着患者的病好了，就不必去看医生了，也不必吃药了。随着症状的消失、视力的好转、肢体功能的恢复，就开始放松警惕，不遵从医嘱服药，不定期回医院复诊。激素治疗是一个连续的过程，需要按疗程、按剂量服药，突然的减量或停药会导致病情的复发或加重，严重影响治疗的进展。病友担心使用激素会出现副作用，常见的副作用包括肥胖、毛发增多等，这些副作用在停药后均可自行恢复。因此，在激素治疗的过程中，应坚持服药，切勿擅自停药或减量。此外，在使用糖皮质激素的过程中，应注意个人及环境卫生的维持，保持衣物干洁，注意保暖，预防感冒。

六、 NMOSD 与怀孕

在多发性硬化、系统性红斑狼疮等多种自身免疫性疾病中，激素水平的改变可影响疾病的进展。同样的，NMOSD 的疾病复发率也可能受到怀孕过程中激素水平变化的影响。多地区的研究表明，与 MS 相似，NMOSD 复发的概率随着怀孕月份的增加而增加。此外，产后 NMOSD 起病的概率也相对较大。也有研究表明，怀孕期间 NMOSD 的复发次数可能会增加，但每位患者对怀孕的反应也存在差异。由于潜在的可能性和怀孕的特殊性，医生可能会建议你坚持治疗或调整治疗方案。

因此，在考虑怀孕时，请尽可能早与医生沟通，以便提前制订或调整治疗方案。

七、 复发预防

NMOSD 的治疗由急性期治疗和缓解期维持治疗构成，两者都是治疗的核心组成部分。复发率高是 NMOSD 的主要临床特征之一，其复发受到多方面因素的影响，以下内容可能有助于预防 NMOSD 的复发，帮助您更好地进行疾病管理。

（1）正确服药。在医生指导下按医嘱定时、定量服药，切忌自行停药或减药。

（2）避免可能导致复发的因素，如感冒、发烧、感染、外伤、疲劳、精神紧张、生育、拔牙等不随意进行疫苗接种，如需接种疫苗，请提前咨询医生。

（3）养成健康的生活方式。①不要吸烟、喝酒。②充足的睡眠。每晚睡 7～9 h，中午小睡 20～30 min。③保持乐观向上的情绪，避免焦虑、抑郁、失眠等。④保持社交活动，多与家人、朋友焦虑聚会等。⑤适当进行户外活动，如休闲、旅游、郊游等。

（4）定期复查。按医嘱定期复诊，若出现视力下降、视力模糊、肢体麻木、痛性痉挛等症状，及时就医。

与 NMOSD 相处的秘诀

（1）感到无力对抗疾病时，尽快向医生或家人寻求帮助。

（2）寻找支持团体。您可以在支持团体中学到对抗疾病的新方法。

（3）掌握适当的营养、运动、压力管理技巧，保证足够的休息时间，好好照顾自己。

（4）记录您的体验、症状与感受。这有助于您释放不良情绪，并帮助医生监测您的病情。

（5）保持健康，控制情绪。持续寻求疾病相关的资料并提出问题。

（6）咨询。向您熟悉的医生倾诉与疾病有关的敏感问题或私人的感受，以及疾病对您生活和感情上的影响。

第八章 病 例 分 享

病例 1 视神经脊髓炎

女性，18 岁。患者于 2004 年 5 月无明显诱因反复出现颈背部疼痛，于当地医院诊治，予"输液抗感染"治疗，疼痛可缓解，但病情反复发作。2005 年 1 月，出现颈背痛加重，并出现四肢麻木、乏力，行走困难，伴排尿困难。于外院就诊，行颈胸段脊髓 MRI 检查示：第 1 颈椎至第 12 胸椎段脊髓炎症改变（图 8 -1）。诊断为"脊髓脱髓鞘病变"，予"激素、丙种球蛋白、神经营养药物"等治疗，四肢麻木、乏力好转，排尿困难改善。出院后口服"美卓乐"治疗并逐渐减量，激素减量后上述症状反复发作。2005 年 12 月，患者开始出现右眼视物模糊，并逐渐加重，3 天后无光感，眼球活动时疼痛，伴颈背痛加重。查体：右眼视力粗测 10 cm 指数，右眼直接对光反射迟钝；胸腰部痛觉过敏；左侧肢体腱反射亢进，右侧肢体腱反射活跃；双侧上肢病理征阳性。辅助检查：血清 NMO-IgG 阳性（2008 年），风湿结缔组织筛查阴性，甲状腺功能检查阴性。

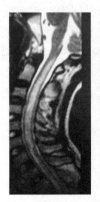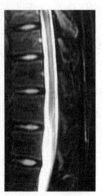

图 8 -1 脊髓 MRI 表现

脊髓 MRI（2005 年 1 月）示：第 1 颈椎至第 12 胸椎长节段脊髓脱髓鞘炎症。

患者出现脊髓炎及视神经炎临床表现，血清 NMO-IgG 检查结果呈阳性，脊柱 MRI 显示长节段病灶，头颅 MRI 显示有头颅病灶，但不符合 MS 病灶特征（图 8-2）。因此，该患者完全符合 NMOSD 诊断标准。治疗给予少剂量激素，以及硫唑嘌呤长期维持治疗。

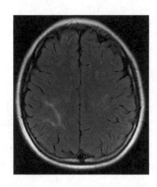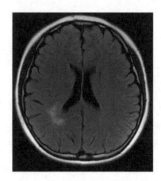

图 8-2　头颅 MRI 表现

头颅 MRI（2005 年 11 月）示：双侧额顶叶、半卵圆中心、胼胝体体部及右颞叶病灶。

病例 2　NMOSD 合并干燥综合征

女性，19 岁。2008 年 3 月开始出现眼干、口干症状，检查发现抗核抗体阳性，抗 SSA、抗 SSB 抗体阳性，泪液分泌试验阳性，唾液腺活检发现炎性反应，2008 年 5 月于外院确诊为原发干燥综合征（Sjögren syndrome，SS）；2008 年 5 月因突发双下肢乏力伴排尿困难 5 天收入神经内科。入院查体：双上肢肌力 4 级，双下肢肌力 3 级，第 3 颈椎平面以下感觉减退。辅助检查：脑脊液检查示，蛋白升高（69 mg/dL），寡克隆区带阴性。血清 NMO-IgG 抗体阳性。

患者诊断：①视神经脊髓炎谱系疾病；②干燥综合征。

影像学资料见图 8-3。

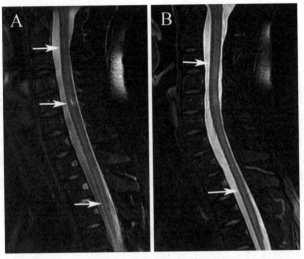

图 8 - 3　脊髓 MRI 表现

脊髓 MRI 示：第 2 颈椎至第 11 胸椎锥体节段的长病灶，箭头所示为高信号病灶。图8 - 3A为脊柱 MRI 示长节段高信号病灶；图8 - 3B 为 3 月后复查 MRI 表现，病灶信号降低，病灶不连续。

患者出现脊髓炎临床表现，血清 NMO-IgG 检查阳性，脊髓 MRI 显示长节段病灶。但临床没有视神经炎表现，因此，不符合视神经脊髓炎诊断标准。该患者诊断为视神经脊髓炎谱系疾病合并干燥综合征（SS）。给予小剂量激素及硫唑嘌呤长期维持治疗。

病例 3　视神经脊髓炎误诊案例

女性，20 岁，因"恶心呕吐 1 月"入院，伴头晕、耳鸣，当地医院院按照"慢性胃炎"治疗，症状无改善。半年后突然出现左眼视物模糊。当地医院治疗视力无好转，到上海某家医院就诊，最后诊断为"视神经脊髓炎"，此时左眼已经完全无光感。给予"甲强龙 1000 mg，qd"冲击治疗 7 天后，视力无明显改善。继续予甲强龙冲击治疗，并逐级减量，治疗 18 天后，患者左眼视力恢复至 0.5；治疗 27 天后，视力恢复至 0.8。

很多视神经脊髓炎的患者早期可表现为恶心、呕吐、呃逆、皮肤瘙痒等少见表现，很容易误诊为其他疾病，也有因为拖延治疗而出现不可逆转的残疾。如果出现恶心、呕吐、呃逆、皮肤瘙痒等症状一定要尽早做检查，不要轻视、疏忽以免耽误治疗时机。

病例 4　免疫吸附法治疗视神经脊髓炎谱系疾病

患者为青年男性，左眼视力下降近 1 月，曾于外院行甲强龙冲击治疗（具体剂量及疗程不详），现口服强的松 40 mg，qd 。就诊时有颈部、前胸及颜面部皮疹伴瘙痒；既往体健；入院查体：左眼近视力 0.12；入院前查抗 NMO-IgG 为 1 : 320。

入院后完善常规检查，确认无禁忌证后，给予免疫吸附治疗 6 次（每周 3 次），同时更换口服强的松 40 mg 为 32 mg，qd（更改口服激素剂量 3 天后，患者皮疹及瘙痒痊愈）。免疫吸附治疗结束后，复查左眼近视力 0.5，复查抗 NMO-IgG 为 1 : 32。

病例 5　MOG 抗体相关性视神经类（MOG-ON）

男性患者，42 岁，已婚，广东普宁人，因"反复双眼视力下降 3 月余"入院。诊断为复发性视神经炎（MOG-IgG$^+$）。3 月前，饮酒后晨起出现右眼视物模糊，伴胀痛，眼球转动时明显，约半月后发展至无光感，到某眼科专科医院就诊，考虑"视神经炎"，予"美卓乐 32 mg，qd"治疗后右眼视力好转，激素逐渐减量。半月前，"美卓乐"减量至"8 mg，qd"时，再次出现右眼视物模糊，伴胀痛。1 周前，出现左眼视物模糊伴胀痛，再次于前述眼科专科医院就诊，予"美卓乐 40 mg，qd"治疗，后双眼视力下降稍好转。

女性患者，20 岁，广州萝岗人，剖宫产后 3 个月，双眼视力下降，2 周后降至无光感；同时出现双下肢乏力，发热，排尿困难。血清检查：AQP4-IgG 检查结果呈阴性。头颅 MRI 检查示：左侧丘脑、右侧基底节区及丘脑异常信号（图 8 - 4）。脊柱 MRI 检查示：第 3 至第 7 颈椎椎体水平脊髓内异常信号，第 2 至第 3 胸椎、第 6 胸椎至第 1 腰椎椎体水平脊髓内异常信号。诊断为视神经脊髓炎（MOG-IgG$^+$，AQP4-IgG$^-$）。以"糖皮质激素 + 硫唑嘌呤"维持治疗后，症状缓解。4 个月后复查头颅 MRI 示：右侧额叶皮层及皮层下异常信号灶（图 8 - 5）。8 个月后，于某医院复查脊柱腰段 MRI 示脊髓异常信号影范围较前缩小（图 8 - 6）。

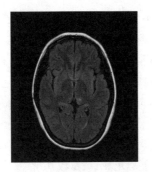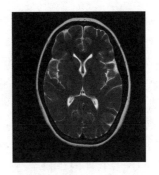

图 8 - 4　MOG-ON 头颅 MRI 表现

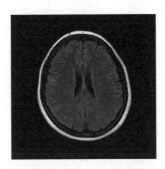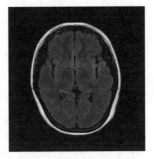

图 8 - 5　MOG-ON 复查头颅 MRI 表现（4 个月后）

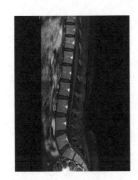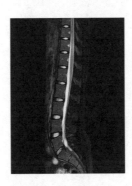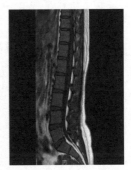

图 8 - 6　MOG-ON 复查脊柱腰段 MRI 表现（8 个月后）

病例 6　Leber 遗传性视神经病变鉴别诊断

男性患者，16 岁，福建建阳人。2014 年起出现右眼视力下降，急性起病，症状有波动（1.0→0.8），双侧瞳孔等大，对光反射减退，伴有感觉功能下降、疼痛及手脚麻木。至 2015 年 1 月，右眼视力降至 0.5。2015 年 8 月，出现左眼视力下降，逐渐加重，予甲强龙冲击治疗。家族史：母亲有过视力下降（17～18 岁），表现为双眼视力下降；二舅、姨妈有可疑病史；舅公有可疑病史。LHON 筛查：mtDNA11778A（+）。

　　Leber 遗传性视神经病变（Leber's hereditary optic neuropathy，LHON）是一种线粒体遗传病，与线粒体 DNA 位点突变有关。主要变现为双眼急性、亚急性视力下降。LHON 好发于青年男性，且一旦发生常表现为双眼视力进行性下降，可于几个月内下降到手动时无光感，多数患者视力不可恢复，线粒体基因检测有助于诊断。

第九章 常用评估量表

一、视 力 评 分

视力评分标准见表 9 – 1。

表 9 – 1 视力评分标准

分数	项目
0	正常
1	视盘苍白和/或小盲点和/或最差眼视敏度在 1.0 以下、0.67 以上
2	大盲点和/或最高视敏度为 0.67 ～ 0.34
3	大盲点或中度视野损害和/或最高视敏度为 0.33 ～ 0.20
4	重度视野损害和/或最高视敏度为 0.1 ～ 0.2；评分 3 分且最高视敏度低于 0.3
5	最高视敏度为 0.1 以下；4 分及较好眼的最高视敏度在 0.3 以下
6	5 分及较好眼的最高视敏度在 0.3 以下

视敏度的评价采用 Snellen 视力表（图 9 – 1），测试距离 5 m，受试者出现 1 个以上的错误时，即应上移 1 行。

若存在近视、远视、散光等屈光问题，应该矫正达到最佳状态后进行视敏度测试，而且每次测试均应采用一致的矫正方法。

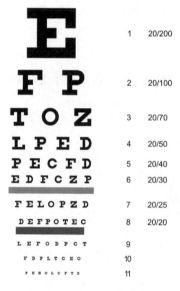

图 9-1　Snellen 视力表

二、EDSS 量表

　　EDSS 量表是临床应用最普遍的多发性硬化和 NMOSD 的评估量表，也是临床试验中广泛采用的评价指标。EDSS 评分以中枢神经系统 8 个功能系统的评价为基础，低级别的得分侧重于评价感觉系统的功能障碍，如面部或手指的麻木、视力障碍。高级别的得分则侧重评价运动系统的功能障碍，主要是行走困难。为避免对照的临床试验偏倚，应该由不知晓患者临床状况的医护人员进行评估；行动不受限的患者必需行走足够的距离，以便评估者做细致的观察。

　　（1）神经功能状况。神经功能状况评估中，"仅有体征"是指检查发现神经系统阳性体征而患者没有自己能觉察的神经功能缺陷。

　　（2）功能系统评价。功能系统评价中 1 分代表患者没有自己能觉察的神经功能缺陷，或阳性体征不影响患者正常的日常活动（视神经、植物神经和大脑功能除外）。

　　（3）EDSS 评分。EDSS 评分不应该低于功能系统评价的最高分，与多发性硬化无关的症状在评估中不予考虑，但应记录备案。

（一）视觉功能

1. 视敏度

视敏度的评价采用 Snellen 视力表，测试距离 5 m，受试者出现 1 个以上的错误时，即应上移 1 行。

如存在近视，远视，散光等屈光问题，应该矫正达到最佳状态后进行视敏度测试，而且每次测试均应采用一致的矫正方法。

2. 视野

0 = 正常
1 = 仅有体征，功能缺陷仅在正规的检查时出现
2 = 中度损害，患者自己能觉察功能缺陷，检查时发现不完全性的偏盲
3 = 重度损害，完全性同向偏盲

3. 盲点

0 = 无
1 = 小，仅正规的检查时出现
2 = 大，患者自己诉述

4. 视盘苍白

0 = 无
1 = 有

视觉功能记录模板见表 9－2。

表 9－2　视觉功能记录模板

视觉功能	右	左
视敏度（矫正）		
视野		
盲点		
视盘苍白		

视觉功能系统评分见表 9 - 3。

表 9 - 3   视觉功能系统评分

分数	项目
0	正常
1	视盘苍白和/或小盲点和/或最差眼视敏度在 1.0 以下、0.67 以上
2	大盲点和/或最高视敏度为 0.67 ~ 0.34
3	大盲点或中度视野损害和/或最高视敏度为 0.33 ~ 0.2
4	重度视野损害和/或最高视敏度为 0.1 ~ 0.2；3 分 +，最高视敏度低于 0.3
5	最高视敏度在 0.1 以下；4 分 +，较好眼的最高视敏度在 0.3 以下
6	5 分 +，较好眼的最高视敏度在 0.3 以下

（二）脑干功能

（1）脑干缺陷和残疾状况评价见表 9 - 4。

表 9 - 4   脑干缺陷和残疾状况评价

分数	项目
0	正常
1	仅有体征，临床上可以发现麻木，颜面肌肉无力或颅神经损害，但患者自己不能自觉
2	轻度：临床上可以发现麻木，颜面肌肉无力，构音障碍或颅神经损害，患者能自觉
3	中度：复视伴有不完全的眼球活动障碍，三叉神经第 1、第 2 支支配区域不能分辨锐/钝，三叉神经痛（最近的 24 小时内至少有 1 次发作），闭目无力，听力减退，明显的构音障碍
4	重度（显著）：在一个方向上完全性的眼球活动受限，单侧或双侧三叉神经支配区域不能分辨锐/钝或完全性感觉丧失，单侧或双侧面瘫伴舌瘫或吞咽困难，饮水呛咳，构音障碍

（2）脑干缺陷和残疾状况评价记录模板见表9-5。

表9-5　脑干缺陷和残疾状况评价记录模板

颅神经检查	右	左
EOM		
眼球震颤		
三叉神经		
面瘫		
听力减退		
构音障碍		
吞咽障碍		
其他		

（3）脑干功能记录模板见表9-6。

表9-6　脑干功能记录模板

颅神经检查	右	左
EOM		
眼球震颤		
三叉神经		
面瘫		
听力减退		
构音障碍		
吞咽障碍		
其他		

（4）眼球震颤评价见表9-7。

表9-7　眼球震颤评价

分数	项目
0	正常
1	仅有体征
2	注视诱发眼震，达不到中度眼震的标准　（相当于功能系统评分1分）
3	中度，30°水平或垂直注视出现持续眼震，但在原位时无眼震，患者伴或不伴有功能紊乱的症状　（相当于功能系统评分1分）
4	重度，原位时即可见持续眼震或向各方向均有的粗大眼震影响视力，完全性核间性眼肌麻痹伴有持续外展眼震，眼球摆动

（5）眼球震颤功能系统评分见表9-8。

表9-8　眼球震颤功能系统评分

分数	项目
0	正常
1	仅有体征
2a	中度眼震 和/或
2b	其他轻度的颅神经损害
3a	重度眼震 和/或
3b	明显的眼球运动障碍和/或
3c	其他中度的颅神经损害
4a	明显的构音障碍和/或
4b	其他重度的颅神经损害
5	无法吞咽或讲话

（三）锥体功能

说明：

"＊"指可选项。出现症状不算入系统评分中，但需记录。

反射（左右区分用"＜"或"＞"表示）

0 = 消失

1 = 弱

2 = 正常

3 = 亢进

4 = 阵挛

跖反射

0 = 屈

1 = 中性

2 = 伸

皮肤反射

0 = 正常

1 = 弱

2 = 缺失

＊掌下颌反射

0 = 阴性

1 = 阳性

肢体肌力

以一组肌肉中肌力最差的肌肉的肌力作为本组肌力的计分。

评价 3～5 级的肌力建议采用单足跳，脚尖脚跟行走等方式评估。

BMRC 计分

0 = 无运动

1 = 见肌肉收缩，无关节位置变化

2 = 有水平运动，不能抗重力

3 = 能抗重力，但不能抗阻力

4 = 能抗阻力，但不完全

5 = 正常肌力

功能性试验

＊轻瘫试验

0 = 阴性

1 = 轻度

2 = 显著

＊脚尖脚跟行走

0 = 正常

1 = 不稳

2 = 不能

*单足跳

0 = 正常

1 = 6～10 次

2 = 1～5 次

3 = 不能

肢体痉挛

0 = 正常

1 = 轻度，仅在快速活动肢体时出现肌张力增加

2 = 中度

3 = 严重，快速屈曲肢体时出现可克服的肌痉挛

4 = 持续肌肉收缩

步态僵硬

0 = 正常

1 = 仅能觉察

2 = 显著，运动功能轻度受损

3 = 持久的剪刀步，严重运动功能受损

（1）锥体功能记录模板见表 9-9。

表 9-9　锥体功能记录模板

反射	右	左
二头肌		
三头肌		
桡骨膜		
膝		
踝		
跖反射		
皮肤反射		
掌颌反射		

肌力	右	左
肩		
肘（屈）		
肘（伸）		
腕（屈）		
腕（伸）		
指（屈）		
指（伸）		
屈髋		
膝（屈）		
膝（伸）		
足背屈		
足跖屈		
趾背屈		
趾跖屈		
轻瘫试验（上肢）		
轻瘫试验（下肢）		
脚尖行走		
脚跟行走		
单足跳		
痉挛	右	左
上肢		
下肢		
步态		

（2）锥体功能系统评分见表 9 – 10。

表 9 – 10　锥体功能系统评分

分数	项目
0	正常
1	仅有体征，无残疾
2	轻度运动功能受限，容易疲劳和/或 1 组或 2 组肌肉 BMRC 肌力 4 级
3a 3b	轻到中度的截瘫或偏瘫（2 组以上肌肉 BMRC 肌力 4 级；1 组或 2 组肌肉 BM-RC 肌力 3 级），能对抗重力； 严重单瘫，1 组肌肉 BMRC 肌力 2 级以下
4a 4b 4c	明显的截瘫或偏瘫（2 个肢体 BMRC 肌力 2 级） 中度的四肢瘫（3 个以上肢体 BMRC 肌力 3 级） 严重单瘫，1 个肢体 BMRC 肌力 0 或 1 级
5a 5b 5c	截瘫，下肢全部肌群 BMRC 肌力 0～1 级 偏瘫 明显的四肢瘫（3 个以上肢体 BMRC 肌力 2 级）
6	四肢瘫（四肢全部肌群 BMRC 肌力 0 级或 1 级）

（四）小脑功能

说明：

UE = 上肢

LE = 下肢

EO = 睁眼

EC = 闭眼

头部震颤和反跳

0 = 正常

1 = 轻度异常

2 = 中度异常

3 = 重度异常

躯干共济失调

0 = 无

1 = 仅有体征

2 = 轻度，EC 时摇晃

3 = 中度，EO 时摇晃

4 = 重度，坐位需帮助

肢体共济失调

0 = 无

1 = 仅有体征

2 = 轻度，震颤或活动笨拙易被发现，功能轻微受累

3 = 中度，震颤或活动笨拙影响功能

4 = 重度，多数功能严重受累

步态共济失调

0 = 无

1 = 仅有体征

2 = 轻度，脚尖脚跟行走或直线行走时平衡异常

3 = 中度，正常行走或坐位时平衡异常

4 = 重度，因共济失调不能行走数步或需要搀扶

Romberg **试验**

0 = 正常

1 = 轻度，EC 时轻微摇晃

2 = 中度，EC 时不稳

3 = 重度，EC 时不稳

直线行走

0 = 无障碍

1 = 不稳

2 = 不能

　　注意：①单独存在严重步态共济失调在小脑功能系统评分中可达 3 分。②如果肌力减退影响了共济运动的检查，记录患者实际表现的得分，并标记"X"，以示受肌力影响的可能。

（1）小脑功能记录模板见表9-11。

表9-11　小脑功能记录模板

小脑检查		
头部震颤		
躯干共济失调 EO		
躯干共济失调 EC		
	左	右
震颤/辨距不良 UE		
震颤/辨距不良 LE		
快复动作受损 UE		
快复动作受损 UE		
步态共济失调 EO		
直线行走 EO		
其他，如反跳		
Romberg 试验		

（2）小脑功能系统评分见表9-12。

表9-12　小脑功能系统评分

分数	项目
0	正常
1	仅有体征，无残疾
2	轻度共济失调
3a	中度躯干共济失调
3b	中度肢体共济失调
4	全部肢体和躯干严重的共济失调
5	因共济失调无法完成共济运动
X	肌无力，影响小脑功能检查

（五）感觉功能

说明：
"＊"＝可选项
UE＝上肢
LE＝下肢
浅感觉——触感，痛觉
0＝正常
1＝仅有体征，患者对缺陷不自知，但有轻微的感觉减退（温度，手指书写）
2＝轻度，患者对触/痛觉缺陷能自知，但能分辨锐/钝
3＝中度，不能分辨锐/钝
4＝重度，不能分辨锐/钝 和/或轻触觉消失
5＝完全丧失
震动觉
0＝正常
1＝轻度
2＝中度
3＝重度，震动觉消失
位置觉
0＝正常
1＝轻度，仅有远端关节受累，检查时有1～2个错误反应
2＝中度，不能判断任何手指和脚趾的运动，近端关节亦受累
3＝重度，对运动无感受
　＊ Lhermitte 征
0＝阴性
1＝阳性
　＊感觉异常（不影响功能系统评分）
0＝无
1＝有
（1）感觉功能记录模板见表9－13。

表9 – 13　感觉功能记录模板

感觉检查	右	左
浅感觉——触/痛 UE		
浅感觉——触/痛 躯干		
浅感觉——触/痛 LE		
震动觉 UE		
震动觉 LE		
位置觉 UE		
位置觉 LE		
＊ Lhermitte 征		
＊感觉异常 UE		
＊感觉异常 躯干		
＊感觉异常 LE		

（2）感觉功能系统评分见表9 – 14。

表9 – 14　感觉功能系统评分

分数	项目
0	正常
1	仅1或2个肢体轻度震动觉或轻触觉减退　　（手指写字）
2a	轻度触痛或位置觉减退和/或1或2个肢体中度震动觉减退
2b	3或4个肢体中度震动觉减退轻度震动觉或轻触觉减退
3a	中度触痛或位置觉减退和/或1或2个肢体震动觉消失
3b	3或4个肢体轻度触痛觉减退和/或各种本体感觉中度减退
4a	重度触痛或位置觉减退或本体感觉消失，单独或联合的1或2肢体
4b	中度触痛减退和/或2个肢体以上的重度本体感觉减退
5a	1或2个肢体感觉丧失
5b	中度触痛减退和/或头以下身体大部分本体感觉丧失
6	头以下身体感觉丧失

（六）膀胱/直肠功能

说明：
膀胱功能
尿迟疑/尿潴留
0＝无
1＝轻度，不影响生活方式
2＝中度，尿潴留，频繁尿路感染
3＝重度，需要导尿
4＝功能丧失，充溢性尿失禁
尿失禁
0＝无
1＝轻度，不影响生活方式
2＝中度，不频繁，每周不多于 1 次但需要穿尿垫
3＝重度，频繁，每周数次甚至每天 1 次，需要穿尿垫
4＝膀胱功能丧失
导尿
0＝无
1＝间断性自行导尿
2＝持续导尿
直肠功能
0＝无障碍
1＝轻度，无大便失禁，不影响生活方式，便秘
2＝中度，必须用粪垫或改变生活方式便于排便
3＝严重，需要间断应用开塞露等排便
4＝直肠 功能丧失
＊ **性功能**
0＝无障碍
1＝轻度
2＝中度
3＝严重
4＝功能丧失

（1）膀胱/直肠功能记录模板见表 9 - 15。

表 9 - 15　膀胱/直肠功能记录模板

膀胱直肠功能	
尿迟疑/尿潴留	
尿急/尿失禁	
导尿	
直肠功能	
* 性功能	

（2）膀胱/直肠功能系统评分见表 9 - 16。

表 9 - 16　膀胱/直肠功能系统评分

分数	项目
0	正常
1	轻度尿迟疑，尿急和/或便秘
2	中度尿迟疑和/或尿急和/或偶尔尿失禁和/或严重便秘
3	频繁尿失禁或间断的自行导尿；需要持续人工排空直肠
4	需要持续导尿
5	膀胱直肠功能丧失，导尿或膀胱直肠造瘘
6	膀胱直肠功能丧失

（七）大脑功能

说明：

单独存在抑郁或欣快，大脑功能系统评分为 1 分，但不影响 EDSS 评分。

抑郁/欣快

0 = 无

1 = 有

患者主诉抑郁或测试有抑郁表现或检查与其他人明显区别的欣快。

精神迟滞

0 = 无

1 = 仅有体征，与其他人无显著差异

2 = 轻度，诱发或完成复杂任务时才表现出同其他人的差异

3 = 中度，确定的精神活动异常，但时间、空间及人物的定向力无异常

4 = 重度，时间、空间及人物定向有 1 或 2 项异常，明显影响生活方式

5 = 痴呆，意识模糊和/或完全失定向

疲乏[*]

0 = 无

1 = 轻度，不影响日常活动

2 = 中度，影响日常活动不超过 50%

3 = 重度，日常活动明显受限，超过 50%

注：* 因为疲乏的评估缺乏客观性，一些研究中并不把疲乏作为影响功能系统评分或 EDSS 评分的项目。

（1）大脑功能记录模板见表 9 – 17。

表 9 – 17　大脑功能记录模板

精神活动检查	
抑郁	
欣快	
精神迟滞	
疲乏	

（2）大脑功能系统评分见表 9 – 18。

表 9 – 18　大脑功能系统评分

分数	项目
0	正常
1	仅有情绪改变（不影响 EDSS）/轻度疲乏
2	轻度精神迟滞/中重度疲乏
3	中度精神迟滞
4	重度精神迟滞
5	痴呆

（八）行动

说明：

如条件允许的话，无须帮助的受试者实际行走应达到 500 m。需要支持帮助的受试者行走达 150 m。EDSS 6.0 和 6.5 需要描述需要支持的形式和行进的距离。

一般情况下区分双侧和单侧的支持需要受试者行走更加长的距离。

但是以下情况例外：

（1）如果患者在双侧支持下能够行走超过 100 m，EDSS 评分应该在 6.0。

（2）如果患者在双侧支持下能够行走超过 10 m 但是少于 100 m，EDSS 评分应该在 6.5。

（3）如果患者需要其他人帮助，而拒绝器具支持，和/或单侧支持不能行走超过 50 m EDSS 评分应该在 6.5。

行走情况记录模板见表 9 - 19。

表 9 - 19 行走情况记录模板

行走距离记录（无须支持和帮助）	
距离/m	
时间/min	
≥100 m，但 <200 m	
≥200 m，但 <300 m	
≥300 m，但 <500 m	
≥500 m，但仍有限制	
无限制	
实际行走的距离/m	
无持续支持行走不足 100 m 的受试者	
单侧支持行走距离	
拐杖/支持器	

续表 9 - 19

其他支持	
双侧支持行走距离	
拐杖/支持器	
其他支持	
需要其他人帮助	

（九）综合的功能

综合的功能系统评分表见表 9 - 20。

表 9 - 20　综合的功能系统评分

项目	分数
视觉[1,3]	
脑干	
锥体束	
小脑	
感觉	
膀胱/直肠[1,3]	
精神活动	

（1）计算 EDSS 评分时视觉系统评分应该做如下转换：6 = 4；5 = 3；4 = 3；3 = 2；2 = 2；1 = 1。

（2）膀胱/直肠功能评分转化如下：6 = 5，5 = 4，4 = 3，3 = 3，2 = 2，1 = 1。

（3）记录时应记录原始得分和转化后得分。

（十）克氏扩展残疾状态量表（kurtzke expanded disability status scale，EDSS）

据功能障碍的程度来评定各系统分值。分级从正常（0分）到最严重缺损（5～6分）变化，此外，还有行动能力和日常生活限制的评定，共20

个步骤。(表9-21)

评分的前几步中,症状的少量增加就可以导致 EDSS 评分步骤的明显增加。这意味着病变累及了更多的系统或某一系统的功能障碍比较严重。第四步之后,行走能力是决定 EDSS 分值的主要因素。评分的这一部分中,其他功能的异常,对 EDSS 评分的影响不大,尽管这些功能(如上肢的运动、认知能力)对患者本人有一定影响。

表9-21 EDSS 评分

分数	项目
0.0	神经检查正常(所有的功能系统评分都为0)
1.0	没有残疾,只有1个功能系统的轻度异常体征(1个 FS1)
1.5	没有残疾,有超过1个功能系统的轻度异常体征(>1个 FS1)
2.0	累及1个功能系统的轻度残疾(1个 FS2,其他 FS0 或1)
2.5	累及2个功能系统的轻度残疾(2个 FS2,其他 FS0 或1)
3.0	累及1个功能系统的中度残疾或累及 3~4 个功能系统的轻度残疾;行走不受限
3.5	行走不受限,1个功能系统的中度残疾(1个 FS3,其他 FS0 或1),合并有 1~2 个系统的评分为2;或2个功能系统的评分为3;或五个功能系统的评分为2(其他是0或1)
4.0	行走不受限;即使有累及1个功能系统的较为严重的残疾(评分4分,或超过前几步总和的分级),其他系统为 0~1 分,但生活自理,起床行走时间大于12小时;不休息独立行走超过 500 m
4.5	行走不受限;每天大多数可以站立,能完成正常工作,但活动部分受限并需要少许帮助;特点是累及1个功能系统的相对严重的残疾(评分4分,或超过前几步总和的分级),其他系统为 0~1 分;不休息独立行走超过 300 m
5.0	残疾严重,影响日常生活和工作;不休息独立行走 200 m;1个功能系统的评分为5分,或低于前几步总和分级,其他系统为 0~1 分
5.5	不休息独立行走 100 m;残疾严重,影响日常生活和工作;1个功能系统的评分为5分,或低于前几步总和分级,其他系统为 0~1 分

续表 9 – 21

分数	项目
6.0	间歇行走，或一侧辅助下行走 100 m，中间休息或不休息；2 个以上的神经功能系统评分大于 3 分
6.5	双侧辅助下可以行走 20 m，中途不休息；2 个以上的神经功能系统评分大于 3 分
7.0	辅助下行走不超过 5 m，活动限于轮椅上，可独立推动轮椅；轮椅上的时间超过 12 小时；1 个以上的功能系统评分为 4 +，少数情况下锥体束评分为 5 分
7.5	几乎不能行走，生活限于轮椅上，辅助下才能挪动，不能整天待在标准的轮椅上，需要自动轮椅；1 个以上的功能系统评分为 4 +
8.0	活动限于床、椅、轮椅，每天有一定时间在轮椅上活动；生活可以部分自理，上肢功能正常；几个功能系统的评分为 4 +
8.5	每天大多数时间卧床；生活部分自理，上肢保留部分功能；几个功能系统评分为 4 +
9.0	卧床不起，可以交流，吃饭，大多数功能系统评分为 4 +
9.5	完全卧床不起，不能正常交流，吃饭，大多功能系统评分为 4 +
10.0	死于多发性硬化，直接死因为呼吸麻痹、昏迷，或反复痫性发作。

三、Hauser 步行评分

Hauser 步行评分见表 9 – 22。

表 9 – 22　Hauser 步行评分

分数	项目
0	无症状；活动自如
1	行走正常，但感到疲劳，影响体育运动或其他体力要求高的活动
2	步态异常或偶发共济失调；步态异常可被家人或朋友察觉；可以在 10 s 内步行 25 英尺（8 m）
3	可独立行走；可在 20 s 内步行 25 英尺（8 m）

续表 9 – 22

分数	项目
4	行走需要借助单侧辅助（单侧拐杖），并可在 20 s 内步行 25 英尺（8 m）
5	行走需要借助双侧辅助（手杖或拐杖），并可以在 20 s 内步行 25 英尺（8 m）；或行走需要借助单侧辅助，但步行 25 英尺（8 m）需 20 s 以上
6	行走需要借助双侧辅助，但步行 25 英尺（8 m）需 20 s 以上；在一些情况下需使用轮椅
7	在双侧辅助下只能行走几步；不能步行 25 英尺（8 m）；大多数活动需借助轮椅
8	活动限制在轮椅上；可以自主挪动身体
9	活动限制在轮椅上；不能自主挪动身体

四、生活质量评估量表 （MSQOL-54 评分）

生活质量评估量表见表 9 – 23。

表 9 – 23　生活质量评估量表

说明：这项调查要了解您的健康状况的日常生活。回答每道题时，请在合适的数字答案上画圈（1，2，3，…）。

如果您回答问题时没把握，请选择您认为最合适的答案，并在旁边的空白处写上您的看法和解释。

（1）总体来说，您认为您的健康状况是：（只圈出 1 个答案）

极好	1
很好	2
良好	3
一般	4
差	5

（2）和一年前相比较，您认为您目前总的健康状况如何？（只圈出 1 个答案）

比一年前好多了	1
比一年前好一些	2

和一年前差不多	3
比一年前差一些	4
比一年前差多些	5

（3）下列的问题要了解您在正常的一天中可能从事的活动，以您目前的健康状况，您在从事这些活动时，是否感到不方便？如果有的话，程度如何？（每一项只圈出1个答案）

项目	评分标准		
	有很大不方便	有一点不方便	没有任何不方便
高强度活动，如跑步、搬重物，或参加剧烈的体育活动	1	2	3
中等强度的活动，如搬桌子、扫地、骑自行车、打乒乓球	1	2	3
日常购物时手提物品	1	2	3
上几层楼梯	1	2	3
上一层楼梯	1	2	3
弯腰、屈膝，或下蹲	1	2	3
步行1500 m以上的路程	1	2	3
步行1000 m	1	2	3
步行500 m	1	2	3
自己洗澡和穿衣	1	2	3

（4）在过去4个星期里，您在工作和其他日常活动中，是否因身体健康原因遇到过下列问题？（每一项只圈出1个答案）

项目	评分标准	
	会	不会
减少了工作或其他活动的时间	1	2
本来想要做的事情只完成了一部分	1	2
从事某种工作或其他活动时不方便	1	2
工作或进行其他活动时感到困难（如觉得更为吃力）	1	2

（5）在过去 4 个星期里，您在工作和其他日常活动中，是否因情绪方面的问题（如感到焦虑或沮丧）遇到过下列问题？（每一项只圈出 1 个答案）

项目	评分标准	
	会	不会
减少了工作或其他日常活动的时间	1	2
本来想要做的事情只完成了一部分	1	2
工作或从事其他活动时不如往常细心了	1	2

（6）在过去的 4 个星期里，您的身体健康或情绪问题在多大程度上妨碍了您的家人、朋友、邻居或社团的正常社交活动？（只圈出 1 个答案）

毫无妨碍　　　　　　　　　　　　　　1
很少妨碍　　　　　　　　　　　　　　2
有一定妨碍　　　　　　　　　　　　　3
有较大妨碍　　　　　　　　　　　　　4
有极大妨碍　　　　　　　　　　　　　5

（7）在过去 4 个星期里，您的身体是否感到疼痛，疼痛的程度如何？（只圈出 1 个答案）

没有　　　　　　　　　　　　　　　　1
很轻微　　　　　　　　　　　　　　　2
轻微　　　　　　　　　　　　　　　　3
有一些　　　　　　　　　　　　　　　4
剧烈　　　　　　　　　　　　　　　　5
非常剧烈　　　　　　　　　　　　　　6

（8）在过去 4 个星期里，您身体上的疼痛对您的正常工作（包括上班和家务）有多大影响？（只圈出 1 个答案）

毫无影响　　　　　　　　　　　　　　1
有很少影响　　　　　　　　　　　　　2
有一定影响　　　　　　　　　　　　　3
有较大影响　　　　　　　　　　　　　4
有极大影响　　　　　　　　　　　　　5

（9）下表所列问题是了解您在过去 4 个星期里感觉怎样，您过得怎样。针对每个问题，请选择一个最符合您感觉的答案。（每一项只圈出 1 个答案）

项目	评分标准					
	总是如此	大部分时间	相当多时间	有时	很少	从来没有
您觉得充满活力？	1	2	3	4	5	6
您觉得精神非常紧张？	1	2	3	4	5	6
您觉得情绪非常低落，任何事都不能让你按高兴起来？	1	2	3	4	5	6
您感到心平气和？	1	2	3	4	5	6
您感到精力充沛？	1	2	3	4	5	6
您觉得心情不好，闷闷不乐？	1	2	3	4	5	6
您感到筋疲力尽？	1	2	3	4	5	6
您是个快乐的人？	1	2	3	4	5	6
您觉得疲倦？	1	2	3	4	5	6
早上醒来时您是否觉得休息好了？	1	2	3	4	5	6

（10）在过去 4 个星期里，有多少时间您的身体健康或情绪问题妨碍了您的社交活动（如探亲、访友等)？（只圈出 1 个答案）

评分标准	评分
总是有妨碍	1
大部分时间有妨碍	2
有时有妨碍	3
偶尔有妨碍	4
完全没有妨碍	5

（11）如果用下列句子来形容您，您认为是对还是错？（每一项只圈出 1 个答案）

项目	评分标准				
	肯定对	大致对	不肯定	大致错	肯定错
您好像比别人容易生病	1	2	3	4	5
您和所有您认识的人一样健康	1	2	3	4	5
您估计自己的身体情况会变坏	1	2	3	4	5
您的身体好极了	1	2	3	4	5

（12）过去 4 个星期有多少时间出现下过情况？（每一项只圈出 1 个答案）

项目	评分标准					
	总是如此	大部分时间	相当多时间	有时	很少	从来没有
您的健康问题是否使您缺乏信心？	1	2	3	4	5	6
您的健康状况是否使您感到沮丧？	1	2	3	4	5	6
在您的生活中，健康使您感到担忧吗？	1	2	3	4	5	6
您的健康问题是否使您心情沉重？	1	2	3	4	5	6
您是否觉得难以集中注意力和思考问题？	1	2	3	4	5	6
您长时间在一项活动中保持注意力有困难吗？	1	2	3	4	5	6

（13）过去 4 个星期里有多少时间出现下过情况？（每一项只圈出 1 个答案）

项目	评分标准					
	总是如此	大部分时间	相当多时间	有时	很少	从来没有
你的记忆力有问题吗？	1	2	3	4	5	6
有没有其他人，如家里人或朋友，注意到您记忆力有困难或注意力有问题？	1	2	3	4	5	6

（14）以下几个问题主要了解过去 4 个星期里您的性功能情况和您对您性功能的满意度。针对每一个问题，请选择一个最符合您的答案。（每一项只圈出 1 个答案）

男性	评分标准			
	没有问题	很少有问题	有些问题	好多问题
缺乏性欲	1	2	3	4
很难勃起或维持勃起	1	2	3	4
很难有性高潮	1	2	3	4
能满足女方	1	2	3	4

女性	评分标准			
	没有问题	很少有问题	有些问题	好多问题
缺乏性欲	1	2	3	4
阴道润滑不充分	1	2	3	4
很难有性高潮	1	2	3	4
能满足男方	1	2	3	4

（15）过去的四个星期里，总体而言，您对您的性功能满意吗？（只圈出 1 个答案）

评分标准	评分
非常满意	1
还算满意	2
说不上满意，也说不上不满意	3
不怎么满意	4
很不满意	5

（16）过去 4 个星期里，您的大小便功能妨碍您与家人、朋友、邻居或集体的正常社会交往吗？（只圈出 1 个答案）

评分标准	评分
完全没有影响	1
有点影响	2
中等程度影响	3
影响较大	4
影响极大	5

（17）过去 4 个星期里，身体上的疼痛影响您享受生活的快乐吗？（只圈出 1 个答案）

评分标准	评分
完全没有影响	1
有点影响	2
中等程度影响	3
影响较大	4
影响极大	5

续表 9 - 23

评分标准	评分
糟透了	1
不快乐	2
很少满意	3
既满意又不满意，两者都有	4
大部分时间满意	5
满意	6
非常满意	7

（18）如果让您给自己的生活质量打一个总分，您打多少分？（满分为 100 分）

（19）总的来说，以下哪项最符合您对自己生活的感受？（只圈出 1 个答案）

五、McGill 疼痛问卷

疼痛分级指数评定见表 9 - 24。

表 9 - 24　疼痛分级指数（pain rating index，PRI）评定

疼痛性质		疼痛程度			
		重	无	轻	中
感觉项	跳痛	0	1	2	3
	刺痛	0	1	2	3
	刀割痛	0	1	2	3
	锐痛	0	1	2	3
	痉挛牵扯痛	0	1	2	3
	虫咬痛	0	1	2	3
	烧灼痛	0	1	2	3
	酸痛	0	1	2	3

续表 9 – 24

感觉项	坠胀痛	0	1	2	3
	触痛	0	1	2	3
	撕裂痛	0	1	2	3
疲惫项	疲惫耗竭感	0	1	2	3
	厌烦				

六、Barthel 指数评定量表

Barthel 指数评定量表见表 9 – 25。

表 9 – 25　Barthel 指数评定量表

项目	评分	标准	评估日期
大便	0	失禁或昏迷	
	5	偶有失禁（每周 <1 次）	
	10	控制	
小便	0	失禁或昏迷或需由他人导尿	
	5	偶有失禁（每 24 h <1 次）	
	10	控制	
修饰	0	需要帮助	
	5	自理（洗脸、梳头、刷牙、剃须）	
如厕	0	依赖他人	
	5	需部分帮助	
	10	自理（进出厕所、使用厕纸、穿脱裤子）	
进食	0	较大程度或完全依赖	
	5	需部分帮助（切面包、抹黄油、夹菜、盛饭）	
	10	全面自理（能进食各种食物，但不包括取饭、做饭）	

续表 9 - 25

项目	评分	标准	评估日期	
转移	0	完全依赖他人，无坐位平衡		
	5	需大量帮助（1～2人，身体帮助），能坐		
	10	需少量帮助（言语或身体帮助）		
	15	自理		
活动	0	不能步行		
	5	在轮椅上能独立行动		
	10	需1人帮助步行（言语或身体帮助）		
	15	独立步行（可用辅助器，在家附近）		
穿衣	0	依赖他人		
	5	需部分帮助		
	10	自理（能自己系、解纽扣，可关、开拉锁和穿鞋）		
上下模梯	0	不能		
	5	需帮助（言语、身体、手杖帮助）		
	10	独立上下楼梯		
洗涤	0	依赖		
	5	自理（无指导能进出浴室并自理洗澡）		
总得分				
评估人				

详分结果：满分100分。小于20分为极严重功能缺陷，生活完全需要依赖他人；20～40分为生活需要很大帮助；40～60分为生活需要帮助；>60分为生活基本自理。Barthel指数得分为40分以上者康复治疗的效益最大

七、简易智能状态评估量表

中文版简易智能状态评估量表见表9-26。

表9-26　中文版简易智能状态检查（MMSE）

指导语：现在我要问您一些问题，请您仔细听清每个问题后进行回答或按照我说的动作去做。							
项目		计分					
定向力 （10分）	1. 今年是哪一年？					1	0
	现在是什么季节？					1	0
	现在是几月份？					1	0
	今天是几号？					1	0
	今天是星期几					1	0
	2. 您住在那个省？					1	0
	您住在那个县（区）？					1	0
	您住在那个乡（街道）？					1	0
	咱们现在在那个医院？					1	0
	咱们现在在第几层楼					1	0
记忆力 （3分）	3. 告诉您三种东西（皮球、国旗、树木），我说完后，请您重复一遍并记住，待会还会问您（各1分，共3分）			3	2	1	0
注意力和 计算力 （5分）	4. 100-7=？连续减5次（93、86、79、72、65。各1分，共5分。若错了，但下一个答案正确，只记一次错误）	5	4	3	2	1	0
回忆能力 （3分）	5. 现在请您说出我刚才告诉您让您记住的那些东西			3	2	1	0

项目		计分				
语言能力 （9分）	6. 命名能力： 出示手表，问这个是什么东西？ 出示钢笔，问这个是什么东西				1 1	0 0
	7. 复述能力： 我现在说一句话，请跟我清楚的重复 一遍——四十四只石狮子				1	0
	8. 阅读能力： （闭上您的眼睛）请您念念这句话， 并按上面意思去做				1	0
	9. 三步命令： 我给您一张纸，请您按我说的去做。 现在开始，用右手拿着这张纸，用两 只手将它对折起来，放在您的左腿上 （每个动作1分，共3分）		3	2	1	0
	10. 书写能力： 要求受试者自己写一句完整的句子				1	0
	11. 结构能力： （出示图案）请您画出下面的图案				1	0

八、EAT-10吞咽筛查量表

EAT-10吞咽筛查量表见表9-27。

表9-27 EAT-10 吞咽筛查量表

内容	没有障碍————————→严重障碍				
1. 我的吞咽问题已经使我体重减轻	0	1	2	3	4
2. 我的吞咽问题影响到我在外就餐	0	1	2	3	4
3. 吞咽液体费力	0	1	2	3	4
4. 吞咽固体食物费力	0	1	2	3	4
5. 吞咽药片（丸）费力	0	1	2	3	4
6. 吞咽时有疼痛	0	1	2	3	4
7. 我的吞咽问题影响到我享用食物时的快感	0	1	2	3	4
8. 我吞咽时有食物卡在喉咙里的感觉	0	1	2	3	4
9. 我吃东西时会咳嗽	0	1	2	3	4
10 我吞咽时感到紧张	0	1	2	3	4
总分					

说明：如果EAT-10评分的总分超过3分，表示可能存在吞咽效率和安全方面的问题，需做进一步的吞咽检查和/或治疗。

九、Zung 自评焦虑量表 （SAS）

Zung 自评焦虑量表见表 9 – 28。

表 9 – 28 Zung 自评焦虑量表 （SAS）

指导语：下面有 20 条描述，请仔细阅读每一条，把意思弄明白。然后根据您最近一星期的实际情况，在每一条后面适当的选项数字上打 "√"				
问题	1	2	3	4
1. 我感到比以往更加过敏和焦虑	□	□	□	□
2. 我无缘无故地感到担心	□	□	□	□
3. 我容易心烦意乱或感到恐慌	□	□	□	□
4. 我感到我的身体好像被分成了几块，支离破碎	□	□	□	□
5. 我感到事事顺利，不会有什么倒霉的事情发生	□	□	□	□
6. 我的四肢抖动和震颤	□	□	□	□
7. 我因为头痛、颈痛和背痛而烦恼	□	□	□	□
8. 我感到无力且容易疲劳	□	□	□	□
9. 我感到很平衡，能安静坐下来	□	□	□	□
10. 我感到我的心跳较快	□	□	□	□
11. 我因阵阵的眩晕而不舒服	□	□	□	□
12. 我有阵阵要昏倒的感觉	□	□	□	□
13. 我呼吸时进气和出气都不费力	□	□	□	□
14. 我的手指和脚趾感到麻木和刺痛	□	□	□	□
15. 我因胃痛和消化不良而苦恼	□	□	□	□
16. 我必须时常排尿	□	□	□	□
17. 我的手总是温暖而干燥的	□	□	□	□
18. 我觉得我脸红发烧发红	□	□	□	□
19. 我容易入睡，晚上休息很好	□	□	□	□
20. 我做噩梦	□	□	□	□

十、Zung 自评抑郁量表 （SDS）

Zung 自评抑郁量见表 9－29。

表 9－29　Zung 自评抑郁量表 （SDS）

指导语：下面有 20 条描述，请仔细阅读每一条，把意思弄明白。然后根据您最近一星期的实际情况，在每一条后面适当的选项数字上打"√"

问题	很少	有时	经常	持续
1. 我觉得闷闷不乐，情绪低沉	☐	☐	☐	☐
2. 我觉得一天之中早晨最好	☐	☐	☐	☐
3. 我一阵阵哭出来或觉得想哭	☐	☐	☐	☐
4. 我晚上睡眠不好	☐	☐	☐	☐
5. 我吃得跟平常一样多	☐	☐	☐	☐
6. 我与异性密切接触时和以往一样感到愉快	☐	☐	☐	☐
7. 我发觉我的体重在下降	☐	☐	☐	☐
8. 我有便秘的苦恼	☐	☐	☐	☐
9. 我的心跳比平时快	☐	☐	☐	☐
10. 我无缘无故地感到疲乏	☐	☐	☐	☐
11. 我的头脑与平常一样清楚	☐	☐	☐	☐
12. 我觉得经常做的事情并没有困难	☐	☐	☐	☐
13. 我觉得不安而平静不下来	☐	☐	☐	☐
14. 我对将来抱有希望	☐	☐	☐	☐
15. 我比平常容易生气激动	☐	☐	☐	☐
16. 我觉得作出决定是容易的	☐	☐	☐	☐
17. 我觉得自己是个有用的人，有人需要我	☐	☐	☐	☐
18. 我的生活过得很有意思	☐	☐	☐	☐
19. 我认为我死了别人会生活得好些	☐	☐	☐	☐
20. 平常感兴趣的事我仍然照样感兴趣	☐	☐	☐	☐

参 考 文 献

［1］中国免疫学会神经免疫学分会，中华医学会神经病学分会神经免疫学组，中国医师协会神经内科分会神经免疫专业委员会．中国视神经脊髓炎谱系疾病诊断与治疗指南［J］．中国神经免疫学和神经病学杂志，2016，23（3）：155－166．

［2］Wingerchuk D M, Lennon V A, Pittock S J, et al. Revised diagnostic criteria for neuromyelitis optica［J］. Neurology, 2006, 66（10）：1485－1489.

［3］Wingerchuk D M, Banwell B, Bennett J L, et al. International consensus diagnostic criteria for neuromyelitis optica spectrum disorders［J］. Neurology, 2015, 85（2）：177－189.

［4］Kurtzke J F. Rating neurologic impairment in multiple sclerosis: an expanded disability status scale（EDSS）［J］. Neurology, 1983, 33（11）：1444－1452.

［5］Shosha E, Pittock S J, Flanagan E, et al. Neuromyelitis optica spectrum disorders and pregnancy: interactions and management［J］. Mult Scler, 2017, 23（14）：1808－1817.

［6］Fujihara K. Neuromyelitis optica and astrocytic damage in its pathogenesis［J］. J Neurol, 2011, 306（1－2）：183－187.

［7］Wingerchuk D M. Neuromyelitis optica: new findings on pathogenesis［J］. Int Rev Neurobiol, 2007, 79：665－688.

［8］Graber D J, Levy M, Kerr D, et al. Neuromyelitis optica pathogenesis and aquaporin 4［J］. J Neuroinflammation, 2008, 5：22.

［9］Bradl M, Kanamori Y, Nakashima I, et al. Pain in neuromyelitis optica—prevalence, pathogenesis and therapy［J］. Nat Rev Neurol, 2014, 10（9）：529－536.

［10］Lennon V A, Wingerchuk D M, Kryzer T J, et al. A serum autoantibody marker of neuromyelitis optica: distinction from multiple sclerosis［J］. Lancet, 2004, 364（9451）：2106－2112.

［11］Viegas S, Weir A, Esiri M, et al. Symptomatic, radiological and pathological involvement of the hypothalamus in neuromyelitis optica ［J］. J Neurol Neurosurg Psychiatry, 2009, 80 （6）: 679 – 682.

［12］Kessler R A, Mealy M A, Levy M. Treatment of neuromyelitis optica spectrum disorders: acute, preventive, and symptomatic ［J］. Curr Treat Options Neurol, 2016, 18 （1）: 2.

［13］Chee C G, Park K S, Lee J W, et al. MRIfeatures of aquaporin-4 antibody-positive longitudinally extensive transverse myelitis: insights into the diagnosis of neuromyelitis optica spectrum disorders ［J］. AJNR Am J Neuroradiol. , 2018, 39 （4）: 782 – 787.

［14］Huh S Y, Min J H, Kim W, et al. The usefulness of brain MRI at onset in the differentiation of multiple sclerosis and seropositive neuromyelitis optica spectrum disorders ［J］. Mult Scler, 2014, 20 （6）: 695 – 704.

［15］Ciccarelli O, Cohen J A, Reingold S C, et al. Spinal cord involvement in multiple sclerosis and neuromyelitis optica spectrum disorders ［J］. Lancet Neurol, 2019, 18 （2）: 185 – 197.

［16］Kim H J, Paul F, Lana-Peixoto M A, et al. MRI characteristics of neuromyelitis optica spectrum disorder: an international update ［J］. Neurology, 2015, 84 （11）: 1165 – 1173.